# 瑜伽減壓療法

FREEDOM FROM STRESS
A HOLISTIC APPROACH

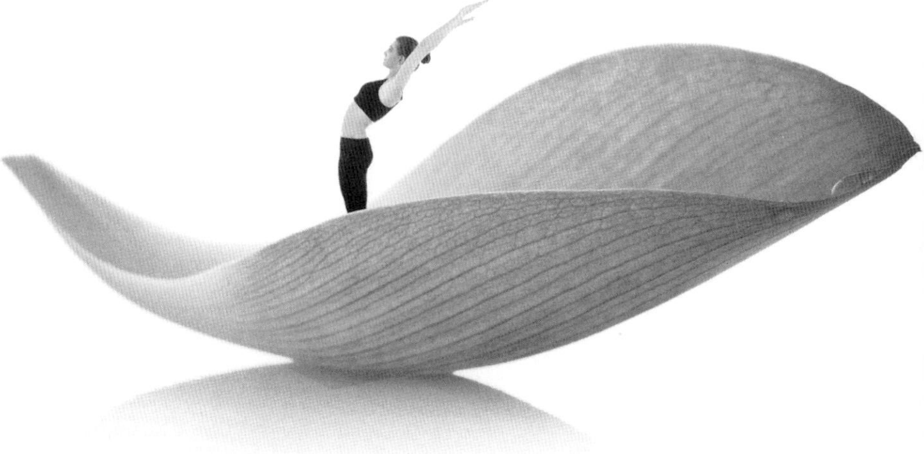

菲爾・紐倫博格 博士 *Phil Nuernberger Ph.D.* —— 著 蕭斐 —— 譯

# 致謝

許多人參與了本書的製作，筆者希望能對以下幾位表達感激之意：約翰·克拉克（John Clark）醫師對於此項工作的發展具有無價的貢獻；約翰·哈佛（John Harvard）博士的專業協助；艾倫·海姆斯（Alan Hymes）醫師和理察·賴佛（Richard Leifer）博士的資料；安·克雷格（Ann Craig）和阿爾皮達（Arpita）博士在編輯上的耐心和技術；泰瑞莎·歐布萊恩（Theresa O'Brien）的排版；藍迪·帕朵—布雷克（Randy Padorr-Black）、珍娜·吉馬（Janet Zima）和茱莉亞·羅伯琳（Julia Robling）的設計及插圖。

無論本書有多少功績，都是來自我的老師，斯瓦米·拉瑪（Swami Rama）的教導。沒有他，我就不會撰寫這本書。謝謝身為我最初老師的父母。最後，要特別感謝我可愛的太太，總是支持我的努力並提供慷慨的鼓勵，也感謝我的女兒耐心地（多數時候）等候她的玩伴。

前言

# 帶領人們認識真正的壓力

——芭芭拉・布朗（Barbara B. Brown）博士

那些總是能擴展知識的領域，以及增進人們對與生命連結之認識的特殊生命科學家，有兩個特徵：他們既不飄浮在科學的潮流中，也不隨性地行駛在智力的汪洋裡。他們是生命科學研究的麥哲倫，混合了新地平線的眼界與扎實的學者內涵，偵測出模糊的標示浮筒，穩定地掌舵通過科學的未知海域。

紐倫博格博士的這本著作，描述了探索壓力領域的旅程，只有少數人明白這個領域尚充滿許多未知。多數宣稱通曉壓力的探索者，只透過他們在臨床病學淺灘上投擲的情緒和身體的碎片，或從實驗室中以他們設計的刺激，來認識壓力；他們從未尋找或看到那個標示出從壓力到疾病再回到健康航道的北極星。

本書之美是多方面的：易懂、清楚、具理性、經深思熟慮，以及實用。它不只是引導旅人穿過壓力的幽暗深層，以從容而明確的方式順暢流過，好似熟悉的旅途一般。但並非如此。

這趟旅程通過了心靈與身體日常功能的內在偏僻小徑，焦點總是放在：為何如此一般且習慣性的過程，會在壓力環境與內臟、肌肉或情緒痛苦的壓力結果之間運作。在醫學和心理學的文獻中，從未有人將壓力的環境、因壓力產生的感覺，以及蓄意刻劃在情緒和生理功能上的印記，以如此樸實，又與日常生活事件的感覺相關的方式來說明。因此，它也讓「壓力對於具生產力又具成就性的存在（being），是如此無孔不入又具威脅性」的事實，變得很清楚。作者強調出壓力對於人類福祉具有日益增加的危險性，具說服力地審視傳統處理壓力之方式的失敗，以及這些失敗的高成本，如他所指出的，只是緩和了症狀，卻未處理到成因。隨著紐倫博格博士帶領著我們穿越所有生命中因壓力延伸而荒廢的大街小巷，展露出內在因壓力而失去活力的影響，我們在處理壓力上毫無功效的方法，以及我們在低效能上的揮霍無度，讓我們瞭解到壓力已然在人類痛苦與受苦的手冊中，占據了獨特的地位。

作者一開始面對的任務，是澄清人們普遍對壓力的混淆與誤解，那些模糊不清、通常不正確的概念，是由只針對壓力的身體結果而設計的模式所形成的。這些迷霧般的概念，也造成前所未有的名詞泥沼。紐倫博格博士記錄這些關於壓力的流行想法的錯誤之處，明確地指出相反的證據，接著耐心地分析可被客觀觀察到的壓力事件，來說明爭議及澄清名詞。作者以這份耐心與明晰，讓人們得以認識到，那個與豐碩成就人生所需要的功能平衡及和諧息息相關，又與人體組織重要系統相連結的廣大網絡之運作方式，從而對壓力的本質有深入的認識。而認識生理功能的平衡本質，實際上就是認識壓力的一個關鍵。

當然，這只是故事的一部分。到此，作者已讓你理解到，壓力惡魔是從生命內在所產出的。接著，紐倫博格博士運用對大腦與身體運作方式的專業知識，帶你進入心靈（mind），以引導的方式讓你看到並感覺到，心靈的事件可能偏離正軌，並拖身體下水。令人驚訝的是，最尋常的思緒——我們每日對人與事件的反應——會對身體的感覺和行為，產生不尋常的影響。對於思緒如何產生感覺，此份感覺又如何產生混亂的情緒和身體的苦痛，本書中有敘事記錄式的明確述說。

接下來是認識壓力的第二個關鍵：認知我們欠缺對習慣——即我們的心理、情緒和身體的習慣——的覺知；這些習慣隱匿在無意識中，是壓力的真正來源。作者揭開了行為的三重偽裝，展現習慣和心身平衡的過程。他帶領我們往新的自我訓練方式前行，覺察那些導致壓力的習慣惡魔，並以和諧無壓力的方式，來全面掌握它們對整體功能性的干擾。

作者對於如何達到自我覺知的解釋，也非常具有技巧。他讓我們知道該如何偵測自己的心理、情緒和身體習慣，以及察覺飲食和運動習慣的線索，同時，他也說明呼吸的生理學、呼吸習慣，以及為何與如何做呼吸練習，最後，更一步步地清楚解說練習和冥想的優點。本書非凡的連貫性，以顯而易見的結論達到最高點，說明了人們對內在存在的覺知，不只能停止及壓倒壓力，還能轉化人格並帶來最終的自由，也就是認識及選擇我們如何對生命做出反應的自由。

還有一件事要說。我可能在前言中顯現出不尋常的熱情，而這份熱情源自於作者試圖闡明壓力這個費解的難題，並以如此令人欽佩的方式完成它；還有一個特別的理由。我很隨性地追蹤菲爾．紐倫博格的研究活動一段時間了，但我們偶遇時的討論內容都是專注在生理回饋（biofeedback）上。所以，我很訝異地（但我應該毫不意外）得知，他不只發展出全新的壓力觀點和壓力管理方式，而這份新觀點和我在自己小小世界角落中發展出來的概念特徵，是如此相同。當然還是有不同之處，但這兩種觀點的主旨是如此相似，以致我們雙方覺得互相受到強化和證實。我傾向於強調智力的機制及其運作如何影響心理；紐倫博格博士則提供深入的描述，說明神經、主要器官、荷爾蒙、肌肉和覺知中心的細微交互作用。不過，我們兩人是從不同的出發點，來到相當類似的結論，也就是：「若不觀察心靈本身，等於是在餵養壓力」，以及「透過自我觀察和覺知，就能得到內在知識，而此內在知識可以成熟到無法讓那些自我掌控的壓力所穿透的地步」。我對《瑜伽減壓療法》的欣喜，是源自其對心靈（及心靈本身生理基質的界面）模糊又細微的運作方式之明確說明，包括壓力的成因與治癒，以及如何認出那可成就個人潛能的內在源頭之處方。本書在更大的意義上，是一份內在轉化的指南。

我毫不懷疑每位《瑜伽減壓療法》的讀者，都會分享到我因本書獨到的混合科學與常識、概念與實際演練、生理與心理，以及超脫西方與東方觀點，有關心靈、身體和大腦的獨特解說，而得到的喜悅。

# 目次

## Part 2 獲得真正的自由

緒論

# 成為自己的壓力治療師

——斯瓦米・拉瑪（Swami Rama，一九八〇年八月十一日）

人類是一種總是處在焦慮狀態中的物種。因為無法控制環境而老是在製造壓力。人類是自身命運的建築師，但是年復一年，我們容忍恐懼、寂寞和絕望來煩擾我們。古代的神話中述說了大量的爭鬥；《吠陀》裡充滿了強烈的渴望；《創世紀》講述了人類從恩典墜入不幸。耶穌基督在〈登山寶訓〉中談到完美，而基督教主張人類必須脫離不完美，才能達到終極真相。佛陀將祂的哲理發展在生命是受苦的前提之下，而《瑜伽經》則引導著那些想從人類憂傷、緊繃和壓力的束縛中尋求解脫的人。

即使在那麼早期的時代，生活似乎比現今單純許多，人們就誕生在痛苦中，與他們所愛的分離，並遭遇疾病、年老和死亡。而這些痛苦至今依然如此，因為喜樂、財富、名聲和權力，從來就無法消除人類存在核心中的基本無知。現代的宗教、哲學和心理學，都曾試圖解釋及緩和我們的狀況。他們也都曾嘗試去識別「更多的東西」，而我們不是盲目地相信，就是絕望地希望著。但我們夢想中的喜悅、智慧和完整感，依然從我們身邊逃離。我們前去尋找的企圖，總是因為無知、狹隘的自我概念，以及對個人幸福的渴望，而遭受挫敗。

從人類意識開啟以來，這種情形就一直是人類的枷鎖，而現在似乎變得更為強烈。現代生活快速的腳步與繁雜的需求，更加重了人們肩上的負荷。存在主義以談論「虛無」反映出這個狀態。這同時也透過無所不在的空虛和渴望感，反映在我們的精神上；反映在我們心靈的，是所謂的「游離性焦慮」（free-floating anxiety）以及根深蒂固的憂鬱。

在身體上，心靈的狀態是反映在不同的疼痛，以及許多與壓力相關的疾病上，如高血壓和潰瘍。同時，相當普遍的中風、癌症、心臟疾病和心理疾病，也與壓力相關。事實上，現今的多數疾病，都與我們生活中的持續壓力狀態相關。這都直接來自挫折、憂慮及消沉，因為我們競爭的腳步愈來愈快，得到的報償愈來愈少；我們還是停留在原地，而壓力成長了。莎士比亞所說的，幾乎就是我們現今所處的年代，他說：「人人皆可掌握悲傷，除了悲傷者以外。」[1]

過去，那些充滿智慧的老師們發展出具治療性及實用性的系統（如在基督教、佛教及瑜伽科學中找到的），讓我們能從受苦中解脫。如今，在壓力相關的抱怨如流行病般傳遍的社會裡，現代科學也加入了這些努力，許多減輕壓力的技巧都浮現了。這是我們所需要的，因為許多人很難理解或接受以古代的方法來處理他們的問題，而會轉向科學尋求協助。

科學的研究雖然精密，但只是針對身體層面，而壓力是心靈狀態反映在身體的症狀中。因此，從醫學和心理學的專業來尋求解決之道，會帶來困惑，因為這些領域的專家們往往抱持不同的意見。

舉例來說，現在還不能明確知道，壓力是人格的異變、對環境入侵的內在生理反應的功能，或是學習來的認知／行為模式。梅爾．費德曼（Meyer Friedman）和雷．羅森曼（Ray Rosenman）將高度的壓力，與被他們標示為A型的人格特質建立起關聯（被他們標示為B型的人格特質模式，呈現低程度的壓力）。佩耶提埃（Pelletier）也假設特定的人格特徵會增強壓力，因此對健康具有破壞性。其他許多研究也提出了有趣的人格特質與壓力相關疾病的關聯性，但很難展示出明確的因果關係。艾維里（Averill）、歐布里吉（Olbrich）和拉澤瑞斯（Lazarus）則警告說，多數報告中的人格相關性可能經不起複製重現。

其他研究者則指出，一種直截了當、與生俱來的生理反應（就生理組織對環境刺激物而言），是壓力的來源。例如，寇芭莎（Kobasa）將生命狀態中可能因應付過久的焦慮，致使身體能力過度負擔而導致的疾病，列出一張檢測清單。漢斯．謝耶（Hans Selye）描述當神經系統感受到威脅時所產生的戰鬥或逃跑反應，而赫伯．班森（Herbert Benson）則以他所稱的「放鬆反應」與謝耶所述成對比。飲食也被發現與壓力息息相關，醫師們提倡以營養元素來減輕身體內組織的壓力程度。醫師也常開立具改變情緒效用的藥物，給那些主訴為焦慮或憂鬱的病患，以藥物來治療頭痛等心身病痛。

第三組研究者認為，「壓力」會影響所有的人格類別，而不只是生理反射。他們也提出，行為和認知習慣在處理制約與感覺的過程，是主要的成因。大衛森（Davidson）和舒瓦茲（Schwartz）強調至少有三種元素在所有壓力反應中是啟動的：身體、認知與注意力；而所採行的干預則與個人體驗到壓力的方式相關。此外，許多治療師視沉迷、負面思考為學習得來的行為（或習慣），這不是會造成壓力，就是會讓人重新設計去培育出更理性、平衡，且較少產生壓力的生命展望。因此，一些身心治療法，如魯爾夫（Rolfing）治療法、亞歷山大技巧（Alexander technique）、生物能量學（bioenergetics）等，在近來非常受歡迎，因為它們直接處理了壓力的身體／心理／情緒症狀。

不過，儘管在治療壓力方面有廣大範疇的理論和治療法，與壓力相關的疾病卻仍在增加中。再者，至今尚未有全面性或具決定性的文字，讓一般人能找到壓力來源、過程及其影響的明確解釋，或學習到在治療壓力上經科學驗證的新技巧（以及歷經歲月考驗的傳統方法）。因壓力造成的問題，仍是我們世代最迫切的問題之一，它們影響到每個人，也影響到社會整體路線。

在本書中，紐倫博格博士提供了我們急迫所需的訊息與步驟。作者受過古代及現代治療法的訓練，以清楚易懂的語言、無所不包的理論系統及應用知識，讓專業人員和一般人都能運用來消除壓力。

紐倫博格博士將長時間的壓力定義為「非隨意神經系統（即自主神經系統）經常性的失衡」，接著說明這是怎麼造成的，以及如何影響一個人的整體，並解釋涉於其中的生理及心理構成要素。同時，他也提供了合理及步驟化的壓力減輕計畫，運用了整體方式導向人類生存的各方面：身體、呼吸及心靈。另外，他也闡明並選擇性地應用目前西方執業者的理論，合併了從傳統東方訓練而來的練習。他所制定的綜合性自我訓練計畫，讓人能瞭解如何去應付壓力，最終消除壓力。這個計畫包括了伸展、放鬆及呼吸運動，解說了飲食和生活型態、思考和情緒是如何增加焦慮的程度。他將焦點放在覺知、態度，主要放在冥想上，以做為學習自在無壓力生活的重要元素。

紐倫博格博士身為經驗豐富的心理諮詢師及瑜伽修習者，具備充分的資歷來撰寫古代和近代減輕壓力的技巧。他在本書中，將之結合為一套清楚、實用又簡明易懂的步驟來進行。有這份資料在手，就可以學著成為自己的治療師，治療自己的焦慮。這套自我訓練計畫是應付壓力最有效的方法，因為它把責任放在個人身上。如奧義書（Upanishads）所說的：「由於我們是因自我而受苦，也就會從自我而得到解脫。」[2]

當一個人學會瞭解壓力的核心，能安住在自己存在的內在當中時，就可以學會去組織自己內在的狀態。他也因此可以在自己周遭開創出充滿喜悅、無壓力而寧靜的氛圍。人是可以做到如此的。他可以學會過無壓力的生活。這樣的人就成了負責任的公民，為此地與當下的生活及存在方式，貢獻出極大的創意。他知道如何生活在這個世界中，而仍能保持凌駕其上。

## 譯注

1. 原文 *Everyone can master grief but he who has it*，出自《無事生非》（*Much Ado About Nothing*）一劇。
2. 英文原譯文：*Since it is the self by which we suffer, so it is the self by which we will find relief.*

STRESS

# *Part 1*
# 認識壓力的源頭

# 第1章　壓力來自內在的威脅

STRESS

在歷史上每個時期，都有一些使人虛弱的疾病為其特徵。例如在西方文化中，有中世紀的瘟疫、浪漫時期的肺結核病，以及受到小兒痲痺症（脊髓灰質炎）和肺炎蹂躪的一九〇〇年代。這些疾病大多在環境改善後，或是病菌或病毒被藥物毀滅後，就被消除了。

在現代社會中，我們也有具時代特徵的疾病，但這個疾病沒那麼容易被消除。它潛藏在多種狀況之下，如心身疾病、心臟疾病和對化學藥物的倚賴；它是擾亂一個人情緒、社交和家庭生活的主要來源。它會抑制創意和個人效能，表現為明顯地對每日生活整體的不滿。這種狀態的名稱叫做「壓力」，被美國康乃爾大學醫學院的醫學研究人員稱為「今日美國最令人衰弱的醫學與社會問題」。

在瞭解其真正的結構與我們的生活相關之前，很難想像單一原因可以造就如此多種類的失序。「壓力」和我們一般所認知的疾病不同。它並不像病菌或病毒般具備生物結構，也不會隱匿在暗黑的下水道或被污染的水中。而是我們心靈與身體功能互相影響的結果。它是「心身」

（psychosomatic）此字的真意：psyche 指「心」，而 soma 指「身體」；也就是我們如何調節，或更正確地說，不調節心靈與身體功能的結果。簡單來說，壓力是我們有意識或無意識選擇如何生活的結果。

這個「疾病」是因為我們濫用心靈和身體而產生的，而且會帶來不可思議的種種症狀，可能如鬧鬧脾氣般的無害，或是如心臟病發般具毀滅性。壓力可能會以酒精上癮或憂鬱症現身。它會造成失眠及常見的感冒。壓力有許多症狀，而其肇因往往未受到辨識或處理。

壓力不只是偶爾「非常緊張」或有個很倒楣的一天。它是一再重複的失衡，導致每日耗損身體，以致身體功能異常和衰弱。壓力有多種不同的偽裝。情緒壓力（或精神壓力）是由我們的人格，在每日與外在環境互動（有時也稱為社交壓力）下產生的。消化壓力則是因為不良的飲食習慣造成的。造成環境壓力的因素，有霧霾、噪音和空氣污染等。壓力之所以具傷害性，是因為我們一直無意識地在製造它，也習慣於維繫它的存在。結果就是我們接受壓力成為日常生活中「正常的一部分」。事實上，我們甚至相信某些壓力對我們來說是好事。這是錯誤的認知，就好像說「有些頭痛對我們來說是好事」一樣。不過，就是因為經常重複發生的壓力導致了常態的、未解除的壓力，而這些未解除的壓力，來自我們可能未覺知到的內在習慣的存在，也因此帶來疾病。

我們採取許多種不同方式來對付這個問題，不過大多數都只是治標不治本。比方說，藥物治療是針對症狀，而幾乎不處理潛藏於下的狀況或成因。我們會吸菸、飲酒、服用阿斯匹靈或安眠藥、按摩、看電視、度假或練習放鬆技巧，但它們在減輕真正的壓力上，幾乎一無所成。這些症狀的發生頻率和種類，總是有增無減。

原因之一是因為壓力並不像病菌、病毒或不潔的水一樣，是某個「東西」。它不能被放在幻燈片上或顯微鏡下，或裝瓶，或分成種類來計數。過去在控制疾病上的成功，是因為我們做了這些事，而這個成功也讓我們對於壓力這個問題的本質視而不見。我們依然將注意力朝外放在「掌握」外在的事物上，而這正是致命之處。向外尋求成因的結果，讓我們未能注意到壓力的來源，也就是我們個人的思考、感受和行動的方式。

依賴於過去的健康模式，也一直造成「好壓力」和「壞壓力」的混淆，因為這些健康模式無法辨識「覺知」所扮演的角色，以及直接緊繃和間接緊繃的不同。簡而言之，我們並未瞭解壓力的心身本質。我們的確可以因運動受益，自願帶著全然覺知，同時運用覺醒與放鬆，而得到益處。這樣的結果將是增進健康，提升能力和效能。但這是因為我們能夠保持平衡之故。**壓力本身是有害的。從未有人因壓力而受益。**

有一種健康照護方式，讓我們知道「得到最佳、平衡，進而無壓力的人生」是有可能的。這種方式稱為「整體健康」（holistic health），它的根據是：每個人要為自己的健康負責，而不是依賴醫師、藥物或飲酒。整體健康提供了必要的架構，可以讓人認識及真正征服壓力。整體健康依據訓練，例如使用生理回饋和冥想等工具，給了我們戰勝壓力的實用方法，去預防，而不是治療。其焦點放在人的整體——身體、心靈和精神，而這正是處理心身疾病所需要的。有趣的是，這個現代方式根植於人類已知的最古老學科——瑜伽科學。

藉著瞭解壓力的來源，我們自己就可以開始改變及戰勝壓力。如果我們自己就是疾病的源頭，那我們就可以成為解藥。在接下來的篇章中，我們會探討壓力的各種型態，採取可以提供必要瞭解和工具的整體角度，如此一來，我們就可以從壓力中解脫。這是非常有可能的。我們有資源可以做到。我們不需要擁抱壓力。但首先我們應該要仔細看看，在社會中的壓力具有多大的破壞性。

## 心身疾病

一般皆認同我們罹患的疾病中有高百分比（可能高達七十%至八十%）皆是心身疾病，而其主要原因是我們的思想、態度和信念。但這並不是說，疾病的症狀（像是潰瘍的疼痛或頭痛）是想像出來的；症狀是真的，身體的改變也真的發生了。「心身」的意思是：疾病的主要成因，是在一個人的情緒／心理／知覺及行為習慣上。換句話說，我們應對環境的制約反應，造成了內在生理的改變，而這個改變不是會演化成疾病，就是會容許疾病狀態的存在。

就是這種微妙受制約而成的習慣，導致了生理的損傷。如芭芭拉・布朗博士在《壓力與生理回饋的藝術》（*Stress and the Art of Biofeedback*）一書中所指出的，產生什麼樣的疾病及牽涉到哪些內在歷程，都是非常複雜的生理、組織或基因，與環境因素互動的結果。這個模式是因人而異的。舉例來說，一個人可能會壓抑憤怒，結果得了頭腦功能異常的憂鬱症；另一個人則可能壓抑憤怒而得到偏頭痛。但儘管特定的心身疾病因人而異，但其潛藏的原則是相同的。情緒的壓力帶來生理壓力，而最終導致了標的器官系統的崩潰（疾病）。

以上所述的典型範例，就是盛行一時的潰瘍。與潰瘍相關的代表性人格特質是高競爭性，傾向於誇大憂慮，不太能公開表達憤怒和恐懼的感受，同時還有不良的飲食和進食習慣（像是在緊張時吃東西，而且吃得太快）。這些行為導致胃腸道處在酸性狀態中。不良的飲食習慣惡化了內在狀態（妨礙了適當的消化），而過酸的內在環境「吃掉」了胃壁或十二指腸壁的襯裡，進而造成潰瘍。除了極度疼痛外，也可能造成如內出血這種危險的併發症。如果我們能注意到早期症狀，就可以避免潰瘍的發生。

只要小心注意個人的歷史，幾乎就可以將所有心身疾病的源頭追溯到情緒壓力的模式上。聞名於世的神經外科卡帝．烏督帕（Dr. Katil Udupa）醫師說，心身疾病會經歷四個不同的階段：

1 **心理階段**：特色是輕微但持續的壓力心理和行為症狀，像是易怒、睡眠不安，或任何表2（四十二頁）中所列之症狀。

2 **心身階段**：如果壓力持續下去，症狀會增加。同時，一般的生理症狀也會開始產生，像是偶發的高血壓和顫抖。

3 **身體階段**：特色是器官功能異常情況的增加，特別是標的或相關的器官。在這個階段，一個人開始注意到疾病狀態的開展。

4 **器官階段：**特色是疾病狀態的完全介入，出現如胃潰瘍或慢性高血壓等生理改變的呈現。

不過，疾病的早期過程通常都會被忽視，而最後階段則是被視為其全貌，所以常被認為與個人的生活習慣和模式毫不相干。

心身疾病直接與壓力相關的例子不勝枚舉，像是常見的感冒、潰瘍、頭痛、不同類別的背痛、胸痛、結腸痙攣、便祕和腹瀉。這個清單沒完沒了。我們不知道為什麼壓力會影響某個器官系統，卻不會影響另一個。當然，基因因素、飲食和條件學習皆牽涉其中，但關鍵是在一個人的心理結構中。換句話說，心身疾病的根源是壓力，而非器官系統，這一點是愈來愈明確了。

## 心臟疾病：最常見的死因

相關研究也開始披露壓力和心血管疾病的直接關係，如情緒壓力和心臟疾病國家研討會（National Conference on Emotional Stress and Heart Disease）所發表的下列聲明，在心理與醫學會議中愈來愈常見。情緒壓力「在血壓正常和高血壓者身上，皆與明顯的血壓改變相關。資料相當支持這一點。」及「已有大量具說服力的證據指出，情緒壓力是冠狀動脈心臟疾病及猝死的重大潛在因素。一致而言的結論是，情緒壓力的確是冠狀動脈心臟疾病發病的主要因素。」根據收集到的資料，我們發現，中風和心臟疾病是人類最大的殺手，而壓力往往是這些疾病的根基。

此領域的先趨工作，是由梅爾．費德曼和雷．羅森曼兩位醫師所完成的。在《A型人格行為與你的心臟》（*Type A Behavior and Your Heart*）一書中，他們指出特定的人格類型（A型人格）極易罹患心血管疾病。另一種人格類型（B型人格）則較不會罹患心血管疾病。表1（三十六頁）

中，列出兩種類型人格的典型行為模式。A型人的表現幾乎一直處在常態的壓力中。他們倉促不耐，常常帶著敵意。他們的時間好像總是不夠用，卻未看出是自己把自己搞得很忙。另一方面，B型人在時間的緊迫性中，總是看來放鬆又自在。此類型的人不會心懷過多憤怒，一般來說比較會享受工作或玩樂。以統計學來看，他們不受心血管疾病的威脅。不過，不管怎麼想，A型人的成就並不會高於B型人。A型人只是花費更多的努力，去完成B型人以較放鬆的方式所完成的工作量。

**表1：A型與B型人格的行為模式特徵**

A型人格行為

- 說話急促。
- 總是快速的移動／進食。
- 對事情發生的速度和他人的行動，明顯感到不耐煩；長期的時間急迫感。

・同時思考和進行多樣工作。

・積極地主導談話，以決定話題，並在他人說話時，持續沉溺在自己的思考中。

・放鬆和無所事事時，會稍微有罪惡感。

・對於獲取值得擁有的東西，會過度擔心。

・不同情其他A型人。

・特徵性的緊張姿態：抽動、緊握拳頭、咬緊下顎、敲擊桌子、磨牙。

**B型人格行為**

・完全沒有A型人的特色。

・對時間急迫性無感。

・無浮動的敵意。

・不覺得需要展現或討論個人成就，除非是因情況所需。
・相信玩樂是為了有趣和放鬆而存在，而不是展現優越感。
・能放鬆而無罪惡感，不會騷動不安地工作。

另外，還有一種人格並未包括在《A型人格行為與你的心臟》中，我們將之稱為C型人格，即「調適型人格」（coping personality）。這類人承受相當大的壓力，但學會了如何因應壓力；此類型人是否會受心血管疾病之苦，端視他們因應壓力的程度。我們多數人是屬於此類型，幾乎所有人皆具備A型人格的部分特質，而A型人格特質愈多，就愈會與壓力牽扯不休。

一位忙碌的經理人通常是典型的A型人。事實上，我們甚至可以合理地用以下描述來形容經理人：

- 一個總是不停地為了在有限時間內取得最佳條件、報酬或結果而掙扎的人，而且經常需與反對力量（競爭對手、機構條件，或甚至同事）抗衡。
- 一個常常處於要在更短的時間內完成更多（要更有效率）的壓力下的人。
- 一個接受挑戰，且喜歡戰勝挑戰而不是退卻的人。
- 一個常展現出增強的侵略性、野心和競爭驅動力人格特徵的人。
- 一個總是以工作為導向的人。
- 一個喜歡不擇手段，言語具爆發性，常被說是熱情的人。

事實上，一個人是經理人或水電工，木匠或大學生都無所謂。不是工作本身，而是一個人對工作採行的態度和行為，決定了此人是否為A型人，並因此較易罹患心血管疾病。

另外，心血管疾病也無關性別。女性一直以來被認為不會罹患心血管疾病，但近來可能因為女性逐漸被接納成為經理人及其他向來以男性為主的職位，而此類工作似乎需要A型人格的行為和態度，使得此階層的女性罹患心血管疾病者，也相對增加了。胸部外科醫師艾倫．海姆斯等醫師，指出在女性的生活型態轉變成適任行政工作後，在冠狀動脈問題上增加了百分之兩千的發生率。換句話說，心臟疾病是無分別的，是一個機會均等的疾病，會發生在那些發展出特定生活型態的人身上。

最無處不在的心臟疾病是高血壓。高血壓特別危險，因為除非一個人定期量測血壓，否則高血壓是無警訊或症狀的。高血壓通常會帶來悲劇結果，血壓愈高，動脈硬化的風險愈高，而這就會導致心臟病發和中風。

如《哈佛權威教你放鬆治療》（*The Relaxation Response*）的作者赫伯．班森醫師指出，高血壓幾乎沒有機械式或生理的成因。通往腎臟的動脈緊縮，只占了二％至五％的高血壓成因。其他生理的成因可能是懷孕、腦部或腎上腺的腫瘤，或甲狀腺功能失常。不過，九十％至九十五％的高血壓被稱為「原發性高血壓」，也就是無已知的生理成因。主要的嫌疑犯是壓力，儘管這件事受到統計數字的證實，但在傳統的醫學界中對之所知甚少。而如何消除壓力更是鮮為人所知。

造成心血管疾病的因素很多，包括飲食、吸菸、家族病史、飲酒習慣和運動，但壓力潛藏在所有因素之中。表2（四十二頁）是麻薩諸塞大學（University of Massachusetts）的理察・利夫（Richard Liefer）博士，為了壓力管理研討會而做的冠狀動脈成因剖析。不妨檢視一下，並在每欄中畫一個點，依此標示出你是在高、中、低風險群，然後將點連起來。

不要對自己太客氣，也不要給自己太多藉口。如果能老實地做評量，這份表格會對你很有幫助，它可以指出會為你帶來心血管疾病的弱點所在。要預防心血管疾病，第一步就是覺知到那些會導致心血管疾病，與壓力相關的習慣和行為。你會注意到，除了家族病史那一項外，其他每一種類都在你的控制之下。也就是說，如果想預防心血管疾病，你有許多聰明的選擇可行。

## 表2：與冠狀動脈心臟疾病相關的因素

| 風險程度 | 高 | 中 | 低 |
|---|---|---|---|
| 工作狀態 | 偶爾或經常服用鎮定劑，超過半天以上感到緊繃或匆促。 | 一天中大約感受到二到三次緊繃，或常生氣。 | 一天內大多數時間都感到滿足和不急促。 |
| 生命改變 | 過去十二個月內經歷了許多改變。 | 過去十二個月內經歷中等次數的改變。 | 過去十二個月內經歷少數改變。 |
| 人格類別 | A | C | B |
| 飲食 | 達到或超過美國平均年齡每週食用肉類、起士或全脂牛奶二十四次。 | 多數是肉、蛋、起士（每週十二次），只喝無脂牛奶。 | 一週最多吃四次肉，只吃瘦肉，不使用全脂奶製品，很少吃蛋黃。 |
| 血膽固醇 | 二〇一至二二〇或以上。 | 一六五至二〇〇。 | 低於一六五。 |
| 壓力相關疾病之家族病史 | 兩位或更多的血親。 | 一名親戚。 | 無心臟疾病、中風或潰瘍的家族病史。 |

| | | | |
|---|---|---|---|
| **吸菸** | 每天二十根（一包）以上。 | 一天最多二十根。 | 無 |
| **體重** | 超重超過九公斤以上。 | 最多超重九公斤。 | 最多超重二・三公斤。 |
| **體能活動** | 很少運動，每日步行少於三至四公里。 | 一週一到兩次的劇烈運動，不定時的運動或步行。 | 每週至少三次的劇烈運動，每次二十分鐘，或每週快步走三次，每次三十分鐘。 |
| **鹽分攝取** | 超過平均攝取量，常吃鹹食。 | 烹煮時用鹽，偶爾到經常使用餐桌上的鹽。 | 在餐桌上不用鹽，少用高鹽分食物。 |
| **血壓** | 收縮壓超過一四〇，舒張壓超過九〇。 | 收縮壓在一一五至一四〇間，舒張壓在八〇至九〇間。 | 收縮壓低於一一五，舒張壓低於八〇。 |
| **飲酒習慣** | 多 | 中等 | 少量到無 |

## 緊張型頭痛症候群

要預防緊張型頭痛，同樣有許多聰明的方法可選擇，緊張型頭痛是壓力以慢性肌肉緊繃呈現，也是心身疾病和壓力相關的典型範例。換句話說，假設因為某種原因造成你頸部和肩膀的肌肉持續緊繃，這會帶給頭顱極大的壓力，而造成緊張型頭痛。頭痛只是一開始造成肌肉緊繃之原因的後果；頭痛只是問題的症狀，並不是問題本身。另一個受歡迎的緊繃目標是下顎的咬肌（masseter muscle），尤其是那些覺得自己不該公開表達憤怒的人，會咬緊下顎肌肉，無意識地掩飾他們的憤怒。這同樣也會帶來緊張型頭痛。頭痛的直接原因是肌肉緊繃，而潛伏於下的則是壓力。

慢性肌肉緊繃的特點之一，是一個人往往是在到達疼痛階段，才會覺察到緊繃。不過，早在此之前，肌肉組織就發展出被緊握住或繃緊的習慣，而當習慣養成後，肌肉群會傾向於重複此習慣，除非它們被訓練養成其他習慣。當習慣進入我們的無意識中，例如那些習慣性緊咬住下顎肌肉的人，會發現即使沒有特別的原因，自己依然會咬緊下顎肌肉。

如果你能停下來思考一下，就會覺察到自己身體特定部位的肌肉緊繃。看看你的肩膀是不是稍微抬起來了？你的眉頭是否有些緊鎖？說話時牙關是否緊咬著？夜間會不會磨牙？這些都只是造成頭痛的慢性肌肉緊繃常見的部分症狀。

另一個完全與肌肉緊繃相關的症候群是背痛，像是腰薦部位的疼痛。人們整天抱怨下背部疼痛，卻不去做伸展肌肉和放鬆脊椎壓力的適當運動，以及釋放緊繃的放鬆運動。此外，人們老是跑去找脊神經外科或骨整形外科，來緩解這些因為無意識玩弄心靈的情緒而造成的狀況——也就是壓力，以及隨之而來的肌肉緊繃、疼痛和疾病。

偏頭痛比緊張型頭痛要複雜多了，因為偏頭痛同時牽涉到數個內部系統。血管對壓力的反應通常令人極為疼痛，且伴隨著視覺模式和反胃及肌肉緊繃。發生在女性身上時，還會牽涉到荷爾蒙系統。

另一個常見的頭痛模式是只在週末發生的劇烈緊繃／偏頭痛。這是一種獨特的壓力疼痛反應，影響的對象以公司的經理人為多，因此有個別名叫「經理人頭痛」（executive's headache）。患者只是因為週間沒有時間生病，所以讓疼痛只在週末時出現。因為經理人在週末比較放鬆，使得無意識變得較活躍，結果就是症狀浮現了。當事者幾乎都不清楚這個流程，但疼痛的模式非常一致。

因此，來自慢性組織緊繃的疼痛，可以如緊張型頭痛般簡單而直接，也會如偏頭痛般極度複雜。但不管是哪一種疼痛，就如芭芭拉·布朗醫師所指出的，緩解緊繃對於從疾病中復原，都具有實質的幫助。

## 藥物及酒精濫用

這個國家最普遍的藥物問題也與壓力直接相關。最明顯的例子，當然是我們所喝下的，在金錢和社會上都是最高代價的酒精。一份保守的估計將五％的勞動力歸在嗜酒類別，而另一個五％則被標記為「酗酒者」。美國國家濫用酒精及酒癮研究院（National Institute on Alcohol Abuse and Alcoholism）引述，有一百三十億美元的花費，是在與酒精相關的健康和醫療問題上；而兩百億美元則是直接與酒精相關的生產力成本損失。間接的成本損失估計高達四百五十億美元。這是個相當昂貴的習慣。除此之外，酗酒為個人造成的痛苦是無法計算；數字也無法反映出，一個思慮清晰、具創意思考能力的人，受酗酒影響所造成的微妙變化，進而造成的公司組織中創意效能的損失。

很多人試著藉由飲酒來處理壓力。暫時的「高昂感」麻木了痛苦的情緒，好像也舒緩了壓力；接著，這就成為他們經常性的逃避方式。就算酒精的確可以短時間地壓抑交感神經系統（及隨後的肌肉和頭腦放鬆），但這些好處只是短暫的，結果卻使一個人陷入飲酒的毀滅性循環，並製造出比原先更多的壓力。當一個人開始依賴幾杯酒來放鬆和忘卻一天的問題，這個模式會逐漸變成習慣，然後情緒和身體的成癮，就會在自己察覺到之前就上身了。接著，就會需要更多的酒來維持同樣的效果。

一個人的感知和推理能力，會因為酒精而受到扭曲，嚴重危害到人際關係，也無法對抗嚴重的身體症狀。此外，高血壓的問題也因為使用酒精而益發惡化，因為當一開始產生的短暫興奮感消退後，整個系統會往反方向歸位，傾向於造成更多的恐懼、憂慮和緊張。更有甚者，常態使用酒精是慢性憂鬱的成因；而當人際關係、成就和個人形象惡化時，又會造成更多讓人因此而憂鬱的事物。

很明確的是，酒精只能短暫地覆蓋壓力的症狀，最終會製造出更多的壓力。不過，更危險的是，酒精會壓制那些需要用來解決問題和最初造成壓力之個人傾向的覺知及內在力量。

雖然這情況如此嚴重，但酒精只是人們藥物濫用問題中最明顯的一種。更普遍的是對處方藥的成癮。例如，你認識的人中，有多少人在使用鎮定劑或抗憂鬱劑？可能不少，因為我們最嚴重的藥物問題，是使用藥物來掩飾壓力的症狀。每年都有上百億的金錢被花費在鎮定劑上，以幫助人們放鬆。美國國家大麻與藥物濫用委員會（National Commission on Marijuana and Drug Abuse）報導，每六個美國人中就有一人使用鎮定劑。其結果是智力遲鈍，以及心理和生理對藥物的倚賴。這個問題已嚴重到迫使醫學專家們重新審視，醫學界長久以來對成癮性鎮定劑的仰賴（成癮性鎮定劑已被歸類為A級毒品）。

但是，我們經常將抗憂鬱劑和鎮定劑，及其他許多種藥物：安眠藥、阿斯匹靈、碳酸氫鈉和制酸錠，放到我們的身體裡。強效止痛藥可以掩蓋幾乎所有的疼痛，強效鎮定劑能促使肌肉放鬆，強效的情緒提升藥物可補償憂鬱。甚至有藥物可以讓你在飲食過量、飲酒過量時逆轉反應，以便你能更完全地耽溺其中。當你的內在系統「嘰哩呱啦」抱怨時，相關症狀會因為這些藥物而得到緩和。但你吞入身體裡的化學藥劑，並不會真正地移除有毒的狀態。這些藥物只是讓你對真實狀態無感。

治療症狀很少能改變潛伏於壓力之下的成因。舉例來說，阿斯匹靈和其他止痛劑並不能治癒頭痛，鎮定劑也無法解決慢性焦慮。這些藥物只是緩和了因為一個人的人格和行為習慣帶來壓力而造成的症狀。除非根源（壓力）不如為何也跟著被解除了，否則當藥效消退後，症狀就會再度出現。畢竟，如果吃藥就可以「治癒」疾病，那又為什麼要一而再、再而三的服用呢？

而且，遮掩症狀是危險的，因為症狀實際上是潛藏於下的系統失衡信號。若只是解除症狀，等同移除了身體傳送給你的明確警訊。換句話說，吃藥緩和壓力的症狀，就像開著加油燈號亮起的車子上路一樣。加油燈號是車子內部的壓力狀態症狀。但你不直接去處理問題（去加油），反而是開槍把燈射掉。砰！症狀掰掰！當然車子的馬達會燒壞。你的身體也是。

我們總是輕易地忽視服用強效化學媒介進到身體系統的後果。比方說，大多數藥物都有一長串可能的副作用，而服用這些藥物，會對內在系統增添更多的問題和壓力。如果人們真正覺察到這些藥物可能會對他們做什麼時，是否還會繼續服用藥物呢？例如，最近有篇報導說，有種控制血壓的藥物可能與癌症的發生相關；每個人也都聽聞過「沙利竇邁」（Thalidomide）嬰兒[1]的悲劇。這類的故事還有很多。美國任何的公共圖書館都有一本《醫師用藥指南》（*Physicians' Desk Reference, PDR*），其中提供了所有藥物的完整資訊。好奇的話，你可以去查查某些最受歡迎藥物的可能副作用。你會大吃一驚。

到此，對於因壓力帶來的症狀很少能被藥物治癒這件事，應該很清楚了。藥物最好的方面是，它可以為你爭取時間，讓你能學會去認識及改變為你帶來問題的內在和心理作用；畢竟，健全的心理健康是健全身體健康的先決條件。

## 心理健康

儘管一個人的整體生命品質取決於心靈的狀態，但人們花在增進或維持健全心理健康上的時間，卻少到令人難以置信。事實上，一直到最近，即使人文心理學出現了，現代社會一直未對訓練心靈整體做出任何真正的努力。許多人轉向宗教、自助類書籍，和種類繁多的「流行的老師」，以便為社會上普遍的心理不滿找到一些解決方法。

花費在心理醫師和鎮定劑上的大筆金錢，是人們心理健康和成熟狀態的好指標。大約每五人中就有一人會因為情緒問題而尋求專業協助。很多人可能也需要專業協助，但不知為何他們不能或不願意去尋求。再者，大約人口的十%在生命中的某個時間，會因為嚴重的情緒問題而住院。很少有人能宣稱自己很平靜。在我們這個強壯富有的國度中，有許多人都是不滿足的。

讓我們在此考量一下慢性壓力對心理健康的效果。我們居住在一個壓力鍋氛圍內。艾文．托佛勒（Alvin Toffler）在他的《未來的衝擊》（*Future Shock*）一書中，明確地描述出，對於我們這些無法適當處理時間壓力，以及因時間壓力而來的快速改變的人來說，那些隨著社會日益加快的步伐而必須付出的情緒成本。用A型人格的主要特徵來對照這個概念，就會更明白，A型人格是易罹患冠狀動脈問題的人格特質，而這類人通常都處在時間壓力之下。

壓力對於表現成果的影響，可以在任何的心理學入門書中讀到。過多的壓力會抑制創意思考並造成個人問題，甚至支配了管理作風。如果老闆處在壓力中，會往下傳染直到幾乎所有人都駝著背、血壓上升、胃酸過多，或心理不健康了。這是為了什麼？神經崩潰會讓你想得更清楚嗎？伴隨壓力而來的效能損失，不容易被量測出來，部分是因為它很細微，但主要是因為它未被辨識出來。我們不夠敏感到去注意那些變化。

創意的解決問題，很少在受壓力的心靈下產生。壓力愈高，心靈就愈封閉，思考過程就會變得更僵硬。門寧格診所（Menninger Clinic）的艾爾摩．葛林（Elmer Green）醫師近期的研究建議，真正的創意思考是在心靈處於內在平靜下發生的。換句話說，科學、藝術和辦公室裡具創意的偉大發明／發現，往往是在心靈與自己和平相處時產生的。

但就算我們能在處於壓力下時偵測出細微的效能損失，又有多少人能真正地把心靈平靜下來，讓內在的力量開始為我們工作？我們反倒是安於剩餘的部分效能中。

不幸的是，壓力妨礙的創意思考，不只限於工作上，它會被帶回家讓全家一起享用。家庭本身原本是休憩的港灣，反倒成了壓力的來源，因為家庭結構也會受到在工作環境中製造出壓力的社會改變之影響。

## 壓力症狀

每個人都有其展現壓力的獨特方式。這個人可能是在半夜磨牙，另一個可能是失眠，而另一個則可能是透過彈手指或動腳趾。很多人可能會產生頭痛、潰瘍或高血壓。但我們通常不會認出這些症狀是壓力的體現。多數人只有在處於極大壓力下時，才會辨識出壓力。我們似乎也只能在其他人展現出壓力跡象時，才會認出壓力。但自己卻對反映出自己壓力程度的身體和行為症狀，毫不留意。為了將覺知聚焦在這個問題上，表3（五十六頁）列出了一些標示出壓力存在的症狀。

這份表單不是成績單，只是一些常與壓力相關的症狀檢查表。有多少症狀出現在你的身上？你的症狀是否有某種模式（如是否多數是身體症狀）？你勾選的症狀愈多，就更該注意自己的壓力程度。

理察．雷伊（Richard Rahe）的研究顯示，當一個人的生活或工作狀況發生重大變化時，幾乎總會帶來壓力程度的上升。有些研究人員製作出名為「生活與組織變化」的表單。這些不一定是令人不愉快的改變，因為改變本身就提供了某些程度的不穩定。例如，在過去十二個月內，你換工作、搬家、結婚或離婚，家中有人過世，去休長假，你可能就正在經歷荷姆斯（Holmes）和雷伊所稱的「重大生命危機」。這些改變的數量愈多和愈戲劇化，產生壓力的風險就愈大。

## 表3：壓力症狀檢測表

□ 1. 對很多事或每件事都覺得無聊。
□ 2. 在做決定時開始傾向於猶豫不決。
□ 3. 遇到瑣碎小事就會抓狂的傾向。
□ 4. 不專心：失去專注力。
□ 5. 易怒。
□ 6. 拖拖拉拉。
□ 7. 受迫害感。
□ 8. 無法解釋的不滿感。
□ 9. 常忘東忘西。
□ 10. 易錯誤判斷他人。
□ 11. 不確定該相信誰。
□ 12. 無法把自己打理好。

□ 13. 內在對職責或角色的混淆。
□ 14. 失去胃口。
□ 15. 失去精力。
□ 16. 明顯的體重減輕。
□ 17. 外觀改變（減少或改善穿衣、裝扮等）。
□ 18. 呼吸困難。
□ 19. 改變吸菸的習慣。
□ 20. 改變飲酒的習慣。
□ 21. 過敏或產生新的過敏。
□ 22. 臉部表情的改變。
□ 23. 社交習慣的改變。
□ 24. 不再依過去的時間工作或返家。
□ 25. 生命狀態改變（結婚、生子、離婚，或近親過世）。
□ 26. 在半夜醒來。

□ 27. 在晚上或週末去工作；帶一堆工作回家。

□ 28. 心跳加快。

□ 29. 出汗量增加；臉部潮紅。

□ 30. 身體部位感到疼痛、僵硬（眼、肩頸、喉、胸、下背部、手）。

□ 31. 很難入睡。

□ 32. 身體姿勢不良。

□ 33. 不願意自嘲，對自己太過嚴肅。

□ 34. 感染或感冒頻率增加。

□ 35. 高或低血壓。

□ 36. 易發生意外。

□ 37. 緊張習慣（抽動、吸菸、吃東西、買東西、飲酒、用藥、衝動行為）。

□ 38. 無法無所事事。

□ 39. 磨牙症。
□ 40. 每到下午就精疲力盡。
□ 41. 經常頭痛。
□ 42. 性享受減少。
□ 43. 難以表達情緒。
□ 44. 很難跟其他人在一起，尤其是當他們表情誇大時。
□ 45. 當特定情況發生時，部分身體或行為模式變得僵硬。
□ 46. 當特定情況或情緒產生時，思緒、記憶和幻想會泉湧而出。
□ 47. 在情緒化的情境下「無感」。
□ 48. 無法忍受看到特定的人、地或事物。
□ 49. 經常復發的身體障礙。
□ 50. 對事情過度反應。
□ 51. 覺得像個快要爆炸的壓力鍋。
□ 52. 做事推拖遲延，無法工作。

壓力最敏感的指標是我們的心靈和身體，我們需要學會去注意它們，卻很少人學會去主觀地研究自己的意識流。不過，如果我們能覺察內在的實相，如知覺、身體的感覺和情緒模式；就可以採行必要步驟來緩解所找到的壓力。因為我們尚未做到，所以就為忙亂的生活付出了極可觀的代價。

舉例來說，《時代》（*Time*）雜誌在一九七九年的報導指出，美國在一九七九年的健康成本將會超過兩千零六十億美元，比一九七五年的花費增加超過六十二%，比十年前的花費多三倍。公司一年所付出的健保費增加了二十五%（或更多）。但這些數據根本不足以反映出在我們身上就個人效能和滿意度而言的成本。數據只是這些成本的簡陋指標，而壓力幾乎潛伏在每種疾病之下。表4可以讓你對這些特定成本有些概念。

**表4：壓力的真相——關於壓力的高成本**

以下是關於健康和相關成本的事實。附帶一般參考。所有的說明皆反映出壓力在我們身體、行動和錢包上的影響。

1. 心臟和血管疾病在一九八〇年將花費整個國家高達四百零八億美元。——美國心臟協會（American Heart Association），「心臟真相」（Heart Facts）。
2. 心血管疾病每年造成將近一百萬的死亡人口，占所有死因的五十二%。——美國心臟協會，「心臟真相」。
3. 心血管疾病每年造成超過五千兩百萬工作日的國家生產力損失。——美國心臟協會，「心臟疾病是你的事」（Heart Disease is Your Business）
4. 大約三千四百萬名美國人有高血壓。——美國心臟協會，「我們把心放在你的健康上」（We're Putting Our Heart Into Your Health）。

5. 美國人每天用掉將近十五噸的阿斯匹靈。——羅傑・威廉斯（Roger Williams），《營養對抗疾病》（*Nutrition against Disease*）作者。

6. 美國每六人中就有一人經常服用某類的鎮定劑。——美國藥物濫用委員會（U.S. Committee on Drug Abuse）

7. 在美國最常被開立的處方藥是煩寧（Valium），第二種是利眠寧（Librium）。——美國藥物濫用委員會

8. 保守估計，十%的工作人口可被標示為有酒癮或是酗酒者。——國家濫用酒精與酒精成癮研究院（National Institute on Alcohol Abuse and Alcoholism）報告

9. 酗酒花費健康與醫療成本一百三十億美元，及兩百億美元的生產力成本損失。——國家濫用酒精與酒精成癮研究院報告

10. 美國比其他國家花費更多資源在健康照護上。——《美國世界新聞報導》（*U.S. News and World Report*）

11. 美國人每九元就有一元是花在健康照護上。——美國衛生教育與福

利部

12. 醫院每年成本平均增加十七%。——美國勞工部

## 動機、激發與壓力

雖然我們知道壓力的代價很高，但也常以為自己需要處在壓力下，才會達成高成就。把競爭視為提升效能的必要條件，也是一般的信念。但是，要競爭到什麼程度，其伴隨而來的壓力才會變成干擾？很少人能調整競爭的驅動力而不為其所苦。很少人能緩解自競爭中建立起來的壓力，同時，大多數人都會透過辛苦的體能運動來對身體增加更多壓力。我們學會了要不就是非常活躍積極，要不就是非常被動消極，但從來不是平靜或平衡的。

心理研究顯示，壓力確實會妨礙表現。另一方面，心理研究也顯示壓

力是高度表現的必要刺激。我們該相信何者？其實問題在於我們混淆了**動機**（motivation）、**激發**（arousal）**和壓力**這些名詞。「動機」是高度表現的關鍵，「激發」也同樣是必要的，否則我們將一無所成。不過，在被導向的高度動機和高度激發之間，有著極大的差異；而未經調節的「激發」則會導致壓力。此外，嘗試消除「激發」，被證實是具傷害性的。但我們能學會消除讓激發變成壓力的過程。

這並不是說，我們會消除掉時間壓力，或應該（或甚至能）消除競爭，或費力的體能運動是有害的。重點是必須學會控制我們對這些事情的反應。我們無法輕易地改變工作或社會結構，但可以輕易地改變因為這些結構而產生壓力的內在反應。這就是成功壓力管理的關鍵。

比方說，亞伯拉罕．馬斯洛（Abraham Maslow）博士對那些已達到高度心理成熟度（稱為自我實現的過程）之人所做的研究顯示，這類人不會為自己或他人帶來相同程度的壓力。除此之外，他們幾乎不為疾病所苦，也常展現出對生命極高的滿意度。而這些人有很多是位處於與壓力相關的高階職位上。事實上，自我實現者通常會在他們的工作上找到喜悅，對家庭和朋友公開表達感受，也無懼於讚美或幫助他們。他們會因為別人的成就而喜悅。就算對方是競爭對手，也不會因別人的成功而感到受威脅。對自己有安全感，相信自己具備能力可處理生命所帶來的一切。他們不會急於以專業方式去「享樂」，去「成就」，比某某還要更進一步，或去控制他人。但這些自我實現者都是高成就者。他們跟社會上其他人一樣，處在相同的「壓力鍋」中。簡而言之，他們是「與壓力相關的緊繃、擔憂、焦慮和『神經緊張』，不見得是高成就或表現的必要成分」的活典範。他們學會了如何去管理壓力。

## 整體醫學與生理回饋

不幸的是，大多數心理疾病的治療，壓倒性地導向緩和症狀。同樣不幸的是，治療只是緩和劑，以抑制或消除疾病的症狀為主，很少著重在治癒和移除根本原因上。這就是傳統醫學方式。

不過，目前在這個國家中有一種極佳的治療方式，將個人的所有面向：身體、心理和心靈皆考量在內。被稱為「整體醫學」（holistic medicine）的這種方式，以無所不包的架構來瞭解所有健康領域中的人類行為，如飲食、運動、習慣和信念等，並整合成一個有意義的模式。不過，整體醫學並非欠缺統一的哲學和架構的技術大雜燴。整體醫學是真正跨領域的健康方式，將增進健康的責任和工具放在個人身上。這是終極的自我訓練計畫，光憑這個方式，就可以根除壓力的成因。

整體醫學的一個重要工具是「生理回饋」，使用精密的電子儀器，監視正在進行中的生理狀態（如肌肉的緊繃或脈搏速率），轉化成可辨讀的訊號，然後將資訊交回給被監視的對象。儀器的作用就像一面鏡子，即時提供一個人體內正在發生的狀態資訊。其治療效果，來自提供受治療者一個機會，去覺知和控制那些造成心身功能障礙的生理及心理模式。也就是說，它幫助一個人開發並增強自我覺知和自我控制的能力。

生理回饋治療計畫如何作用的範例，在《冥想治療》（*Meditational Therapy*，見參考書目）中報導過。在這個計畫中，患者學會在六週內消除慢性緊張型頭痛。被研究的患者受嚴重頭痛所苦達二十至三十年之久，從未找到可靠的緩解方式。這表示在這二十至三十年間，他們服用過多種類別的藥物，但只在掩飾疼痛上有部分成效，卻無法成功療癒疾病。在經過平均只需六週的減輕壓力訓練，透過放鬆、呼吸練習、冥想和生理回饋訓練後，症狀完全消失，不再需要使用藥物。實際上，患者停用了之前所服的藥物。因為症狀已不復存在，也就不再需要藥物了。也就是說，**當壓力的模式改變了，症狀就被移除了**。症狀不是問題；潛伏的壓力才是。

生理回饋治療在治療其他與壓力相關的許多疾病上也同樣成功。英國的強卓．帕托（Chandra Patel）醫師展示了結合生理回饋、放鬆和瑜伽呼吸練習的療法，被成功地運用在降低高血壓上；高血壓可能是比頭痛更嚴重的問題。這個治療方式之所以成功，是因為它不只是處理症狀，而是處理其主要成因——壓力。

生理回饋訓練的另一個優勢，在於減少了控制疾病症狀所需使用的藥物。這是個無價的好處，因為正如我們所見，那些為了減緩症狀而使用的藥物，有時會造成比目標症狀更嚴重的副作用。使用生理回饋只有一個可能的副作用，那就是在重複訓練的過程中，受訓者會接觸到特定的深層內在，可能帶來情緒上的苦惱。不過，由於此訓練的本質，受訓者可以自行應付任何狀況，而不需借助外來的協助。

針對健康問題的整體醫學方式，給了我們透過自己的努力就可以將壓力減少到微不足道程度的實際希望。而這也就釋放了我們，讓我們解開可用於解決極大社會和經濟問題的內在創意潛能。如果沒有壓力，我們真的可以轉化我們的社會。

專家可以跟你談壓力，但你自己每天都在體驗它。你，就可以決定它對你的身體、心靈、工作和人際關係的影響，是的，生活的每個層面都可以。你自己就可以學會如何維持現代生活的動力，而不受壓力影響。要做到如此，需要每日生活的正確態度，而這個正確態度就是內在的力量。除非我們能在內在狀態與外在生命之間搭起橋梁，否則這些努力都會無濟於事。

壓力問題的解除之道是驚人的簡單。這並不是說這些方法很容易。但方法是可得的。我們只需要去親身體驗，看哪一些對我們有效。第一步是取得知識，首先要瞭解壓力是什麼，我們怎麼製造壓力，它是如何被維繫在我們的心靈和身體裡。然後就會知道怎麼去避開問題。下一章中，我們會開始透過實際層面上的分析，讓你瞭解這個叫做「壓力」的怪物到底是什麼。你發現時千萬別太訝異，因為就像漫畫人物波果（Pogo）[2]說的：「我們找到敵人了，我們就是敵人！」

譯注

1 沙利竇邁是由西德公司葛盧恩塔化學製藥（Chemie Grünenthal）所研發生產，於一九五七年上市，常用來舒緩產婦的孕吐症狀，但它對胎兒的發育有嚴重影響，會造成器官或肢體畸形，存活率約五成。

2 波果（Pogo）是由美國動畫師沃爾特．凱利（Walter Crawford Kelly, Jr. 1913-1973）所創作的漫畫人物。

# 第2章　壓力解剖學的新看法

STRESS

現今對於「什麼是壓力」以及「我們如何可以免於壓力」的混淆，是因為相關名詞沒有清楚的定義，這源於「激發」與「壓力」這兩個名詞的不同與多個面向，尚未被以連貫的、整體的人類功能理論與哲理，結合成一個有意義的整體。也就是說，我們對此主題的觀點太過狹隘。

我們在本章的目標，是提供嶄新且更廣泛易懂的架構，來解決這種混淆，讓人能瞭解及控制其對自身壓力的反應。但如果我們最終是要開發個人對壓力的控制技能，那麼具備相關壓力的內在生理過程的基本知識就極為重要。尤其是我們需要知道調節與控制生理過程的神經組織與功能，以及影響和控制神經系統的事件與力量。因為一旦我們能控制這個控制系統，就可以消除壓力。這個過程的第一步，就是認識什麼是「戰鬥或逃跑（fight-or-flight）反應」。

## 「戰鬥或逃跑」是過於狹隘的概念

目前對於壓力的研究架構，主要是演繹自華爾特・布列德佛德・坎農（Walter Bradford Cannon）和漢斯・謝耶所做的研究。從一九三〇年代開始，謝耶從坎農的研究延伸，開始探討在持續的生理激發下，生物體會發生什麼狀況。他最為人所知的研究顯示，當生物體面對環境中被其視為威脅的事物時，會觸發自主神經（autonomic nervous，又稱自律神經）激發機制，稱為「戰鬥或逃跑反應」，讓身體處在警覺的狀態下。這個反應啟動了身體的能力，並透過「面對威脅的行動」（戰鬥）或「避免威脅的行動」（逃跑），來保護自己。

只要審視我們自己的經驗，就可以更清楚瞭解這個激發反應。回想上次你開車上高速公路幾乎要發生重大車禍時，你可能體驗到許多不同的感覺、改變和感知，包括以下這些項目：

・心跳加速。
・呼吸頻率大幅度改變。
・流汗或手掌潮濕。
・噁心，胃腸道急遽的變化。
・顫抖或發抖。
・情緒的變化，如恐懼或憤怒。
・知覺變化（可能以慢動作方式感受）。
・肌肉緊繃。
・注意力或專注力的增加。

事實上，當下在你身體裡所發生的許多改變，全都與增強的生理激發狀態相關，而你對這些狀態幾乎無法有意識的控制。瞭解以下這件事是很重要：非自願性的激發（involuntary arousal）總是操控在對危險的感受上，並涉及由交感神經系統所啟動的、類別廣泛的生理、生物化學和神經化學的改變。表5列出當此類警覺機制啟動時，實際發生的生理事件。肌肉張力增加、心跳速率和血壓上升，以及呼吸速率和內分泌功能增加等，只是在戰鬥或逃跑反應下發生的許多改變的其中幾項。血管系統和荷爾蒙平衡的改變，也會伴隨此模式。老實說，當此反應受到強烈啟動時，發生如此多的變化，足以稱之為一場「自主神經風暴」。

**表5：戰鬥或逃跑激發反應下的內在變化**

- 增加糖和脂肪進入血流中，提供更多的燃料以迅速產生能量。
- 呼吸頻率提高，增加血中的氧氣供應。
- 心跳加快、血壓提高，以確保細胞獲得足夠的血液供應。
- 血液凝結機制啟動，以保護身體免於受傷。
- 肌肉張力加大（緊繃），讓身體準備行動。
- 腦垂體功能增加，刺激內分泌生產荷爾蒙；腎上腺素（adrenaline）和升糖素（glucagon）產量增加。

．消化過程關閉；血液被分向肌肉和大腦（腸蠕動和消化酵素減少）。
．瞳孔放大，讓更多光線進入眼中。
．注意力和警覺力升高。

在一開始的階段，戰鬥或逃跑反應是有幫助的，因為它警示了生物體，並在許多層面提供額外的力量。不只是讓身體準備好採取行動，在心理上也變得敏捷，專注力增加、知覺敏銳、心智清晰。如果需要採取行動，顯然這些都是必要的。

不過，當謝耶持續研究之後，發現「戰鬥或逃跑反應」只是此過程的一部分，因為警示反應不會自動抑制其本身，並回歸到不激發的狀態。除此之外，研究明確展現出，當激發被維持超過一段長時間後，生理系統會開始瓦解，也開始產生病態的變化。這代表著最後以生物體的死亡為終結的疾病狀態。整套過程被謝耶稱為「一般適應症候群」（General

Adaptation Syndrome, GAS），可分成四個相當不同的階段：

1 **警告**：這是當生物體感受到威脅時，所觸發的戰鬥或逃跑反應（生理激發的自主神經風暴）。

2 **抗拒**：此階段是身體嘗試去適應（及彌補）在警告階段時發生的生理變化。試圖去回復恆定狀態。

3 **疲憊**：當激發持續時，身體試圖製造平衡，同時警告階段所激發的效能導致身體消耗掉儲備能量並進入疲備狀態。生理系統開始瓦解。

4 **終結**：如果激發狀態未受到緩和，在生理系統上所造成的壓力結果，將造成生物體的死亡。

也就是說，當一個生物體因為某種原因持續停留在激發狀態（或稱壓力），真的會把自己給累死。

謝耶及其他人的研究工作，都顯示相同的生理激發模式會帶來警示反應（戰鬥或逃跑反應）和高度正面的激發狀態。例如，參與任何具挑戰性的事件，會造成生理的激發，而顯然這類狀態不見得是負面的。如果沒有激發，我們就無法有所成就，也不會取得知識或面對挑戰。不過，「激發」與「壓力」之間的關係尚未被正確瞭解，因此帶來對「好壓力」和「壞壓力」的混淆。

將「激發」視同「壓力」，造成了概念、名詞及理論的困惑。謝耶將身體任何非特定的激發稱為「壓力」，對激發的不適應運用稱為「困擾」（distress），對激發的適應運用稱為「優壓」（eustress）。不過，這些概念的困難之處，在於是什麼讓「激發」在一種狀況下是有幫助的（或可適應的），而在另一種狀況下則會造成疾病？是不是真的有「好壓力」？壓力是否真的是必要的？

謝耶在「壓力」這個領域的先驅工作是無價的。不過，他的理論囊括了兩個基礎上的錯誤，使得理論不夠充分。首先，他的研究依據，主要是直接透過自主神經系統交感神經部分傳導的激發。此研究結果造成多數的作者和研究者，誤認為壓力只與交感神經的激發狀態有關；副交感神經則未受到足夠的考量，除非是在認為壓力相關問題可透過啟動副交感神經系統（「放鬆」反應）來解決時。這個對自主神經系統的單向態度，是不必要的畫地自限；就是因為這樣的態度，才讓我們無法認識壓力的真實本質。

第二，謝耶的理論在本質上與「自主神經功能是自發性」的錯誤想法緊密關聯，即自主神經功能無法順從意識的控制和指導，並因此導致了「高皮質活動在壓力管理上有力又具決定性的角色」被視而不見。更有甚者，高皮質活動不被視為可以控制及調節自主神經系統的意願和覺知之角色。因此，根據謝耶的理論，壓力是我們生命無可避免的結果。

然而，只要我們能認識自主神經系統的這兩個功能，並容許高皮質活動的介入來進行控制，就能免於壓力。如後續章節所示，我們可以不要成為神經系統掌握下的無助奴隸。

有一種處理問題的替代方式，可以消除「好壓力」和「壞壓力」之間的混淆。這個方法還能讓我們去引導和有意識地控制激發反應。但我們先要從所有神經系統的觀點來看生理功能。要先知道身體的改變是如何發生的，並瞭解心靈和身體是互相連結且緊密運作的。

舉例來說，每當心靈裡出現一個影像或想法時，身體會立即設定好要進行該想法或影像所暗示的行動。設定的程度（或強度）及生理變化的結果，取決於情緒的參與程度。比方說，我們想到某種特定的食物，身體就會開始準備好要吃及消化那個食物。唾液會流動，讓嘴裡「口水直流」，腸道活動增加，胃可能會咕嚕咕嚕地叫。這些身體預備動作發生的改變程度，要看有關這個食物的想法會逗留多久及多常發生，以及想法有多強烈（胃口或想要吃的慾念有多強，或說我們的情緒對這個想法的參與度有多少）。如果這個想法一閃即逝，心靈轉到別的影像上，身體為消化所做的準備也會一閃即逝，並對接下來的影像或想法進行準備反應。

身體和心靈之間的互動是交互作用的。當身體對食物影像做出反應時，飢餓和食慾的感受會強化頭腦對食物的想法，而這也就加強了身體的變化。這就是「回饋—前饋循環」（feedback-feedforward cycle）的相互加強（或說是因與果），建立在身體與心靈之間，直到採取行動（像是吃）來滿足了飢餓的感受，並讓食慾平息下來。

我們之後會看到，身體機制的啟動，並不需要依賴環境中的真實事件。一個人生理狀態的改變，不需要看、聞、嚐或摸食物，或甚至聽到與食物相關的聲音。他只需要想到食物，或在心靈中有食物的影像就夠了。同樣地，只要想到運動（像是在跑步機上跑步），就可以造成心跳速度和血壓上升，呼吸頻率加快，流到肌肉的血流增多。這部分的討論會在下一章進行，現在請先記得，心靈是透過大腦來行動，大腦是所有生理反應的最終控制，其中包括了神經和腺體上的反應。

## 神經細胞（神經元）：神經系統的基本單位

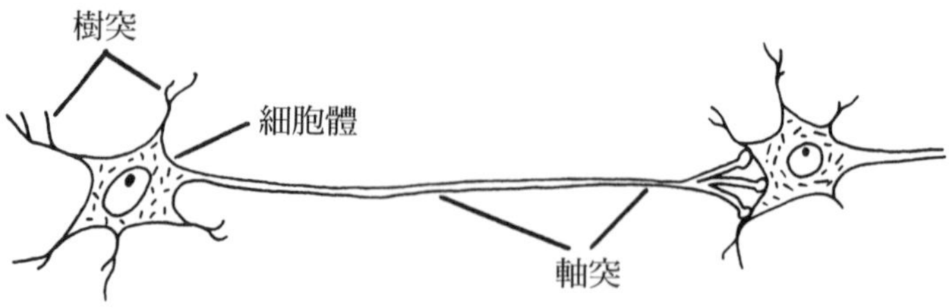


圖 2-1：神經細胞（神經元）

神經系統是身體反應的主要調節器。此系統是由負責傳導帶電脈衝的神經細胞所構成，就像電線一樣。一端是特殊表面（稱為「樹突」〔dendrite〕），接收來自其他神經元的脈衝；另一端是細絲（稱為「軸突」〔axon〕），帶著脈衝到鏈中的另一個神經元。圖2-1描繪出這個關係。神經元也同時帶著電脈衝（小於十分之一瓦）到腺體，修正腺體的分泌程度，也會到肌肉去控制其收縮和放鬆。

神經元有三種基本類別（圖2-2）。運動神經元（motor neuron）影響並控制肌肉或腺體的行動；感覺神經元（sensory neuron）對改變做

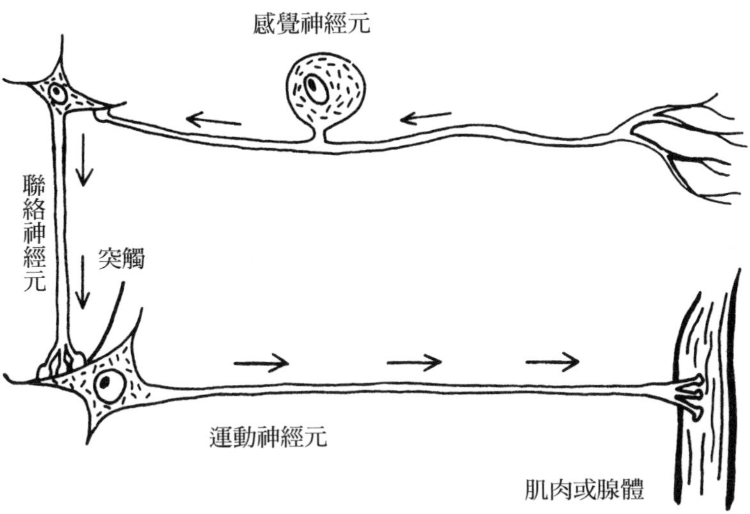


**圖 2-2：三種基本神經元類別**

出反應，無論是外在環境或身體內部的改變。例如，我們對觸摸、疼痛或溫度的感覺，來自皮膚上特定的感覺器官，這些器官產生脈衝，再沿著感覺神經元傳導。我們所有的感覺器官，會將感覺轉換成複雜的電脈衝模式，由這些神經元進行傳輸。另外，還有「聯絡／共同神經元」（internuncial / association neuron），將脈衝從一個神經元傳送到另一個神經元。

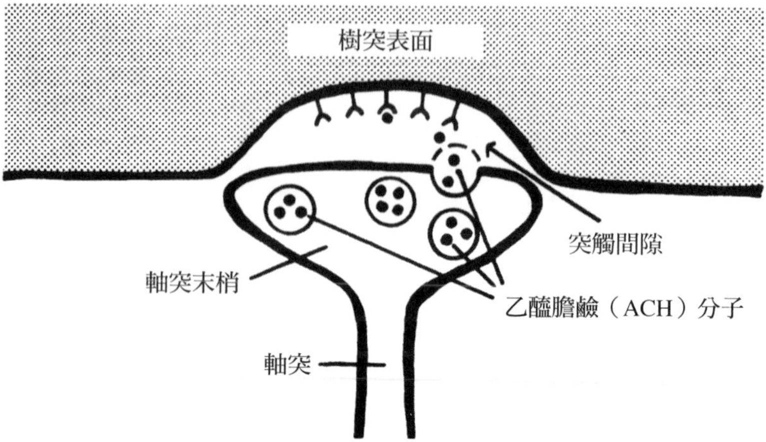


**圖 2-3：突觸：軸突與樹突的接點**

神經元彼此間在一個傳送點上接觸，此點稱為「突觸」（synapse）。於此點，帶脈衝的神經元樹突將電流傳給下一個神經元的軸突，下一個神經元因此接收到脈衝。不過，這個交換並不帶電，而是化學性的；當電脈衝到達軸突的末梢時，會釋放一小包的化學物質，此物質稱為「乙醯膽鹼」（acetylcholine, ACH），儲存在軸突末梢。如圖2-3所示，這些分子被釋放到軸突的流體環境內，朝四面八方流走。在鄰近的樹突上，乙醯膽鹼分子將自己附著在特別的受器上，而當分子數量收集足夠時，樹突內的神經元膜就會變化，以釋放出儲存的電荷（或脈衝）。然後沿著下一個神經，再傳送到下一個神經和突觸。乙醯膽鹼接著會離開樹突，到周圍的液體中，被一種特別的蛋白質酵素分解掉，此蛋白質酵素叫做「膽鹼酯酶」（cholinesterase）。

同樣的流程也發生在神經元和肌肉的連接處之間。於此處，神經脈衝造成乙醯膽鹼從軸突端釋放；此乙醯膽鹼便移動到肌肉膜，附著在受器上並造成細胞膜的「漏水」，藉此釋出存放的電荷。這就會將存放的鈣釋放到肌肉細胞周圍的肌肉纖維內部液體中。鈣協助在肌肉纖維之間搭起橋梁，將纖維拉近，造成肌肉整體的收縮。

乙醯膽鹼（被稱為「神經傳導物質」的分子）是神經元與骨骼肌肉結合處的傳導物質；它同時也是許多大腦神經突觸和脊髓中的傳導物質。其他分子也可以擔任類似的角色。例如，正腎上腺素（noradrenaline）是腎上腺素的近親，為交感神經系統的傳導物質，可能也是大腦中傳導物質的一部分。其他像是血清素（serotonin）和多巴胺（dopamine）這些分子，也是大腦特定部分的傳導物質。

神經系統的功能性成分，是由神經細胞（包括軸突和樹突），以及與其他神經細胞間的連結（突觸）所組成。不過，認識神經系統如何運作，特別是它與壓力的關係，關鍵是在神經的組織模式，及它們如何控制我們身體的不同功能。

## 反射弧

最基本的神經組織是「反射弧」（reflex arc），它是肌肉伸展反射的最簡單形態。這個單位的組成，是由一個感覺神經元從肌肉或肌腱帶入脊髓中，再由一個運動神經元從脊髓帶到相同的肌肉，通常還會有一個始終待在脊髓中的聯絡神經元，來連結感覺神經元和運動神經元。感覺神經元監視肌肉的伸展程度，如果伸展太多或太快，感覺神經元就會啟動並產生脈衝。脈衝沿著感覺神經元傳輸，透過聯絡神經元進入運動神經元。脈衝便由運動神經元回傳至肌肉，造成肌肉收縮。這個反射式收縮，可以自動保護肌肉免於過度伸展及可能的傷害。

醫師敲擊膝蓋下方以測試膝蓋的反射動作，就是這種反射弧的範例。強壯有力的股四頭肌（形成大腿前側）的肌腱，延伸到膝蓋的前方，進入到小腿的脛骨。敲擊這條肌腱，會造成肌肉突然的收縮，引起股四頭肌的反射收縮，造成短暫的踢動或膝蓋的抽動。圖2-4（八十八頁）描繪出這個基本的反射弧通道。

保護性的反射動作有許多種，有些相當複雜。例如，「驚嚇」反應就涉及更廣泛的反應。一個感覺神經元與耳朵相連，從位在耳中的聲音接受器接收訊息；其所產生的脈衝，透過中間神經元系統（intermediate neuron system），傳送到與其相連的許多不同運動神經元。此脈衝促成運動神經元以有組織的模式同時動作，而這就造成我們的驚嚇反應，開始進行小而急促的呼吸和特定肌肉的收縮，以便離開刺激源。

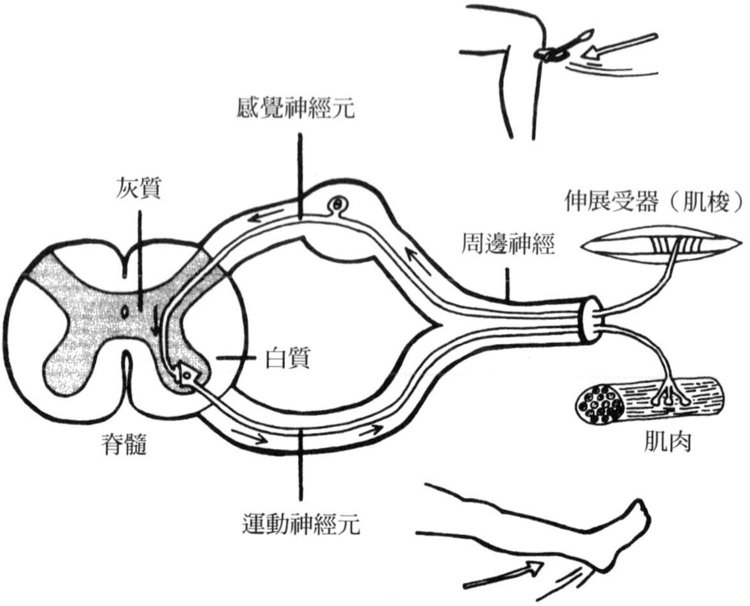


**圖 2-4：反射弧**

當伸展或膝蓋的抽動反射，沿著簡單的通道產生時，並不是孤立的作用。有許多因素會影響到其敏感度，包括要伸展多少或反射的產生有多快。那些「神經緊繃」的人，較容易受到驚嚇或易怒；或是那些過動者，比較會對極小的身體或情緒刺激，產生迅速且較明顯的肌肉、口語或情緒反應。這種「緊張」通常以強烈反射來呈現。舉例來說，在這類人的股四頭肌上以反射鎚輕敲，就會引發非常短暫且劇烈的踢動，驚嚇反應在這類人身上會相當誇大。不過還有另一種人，幾乎是在沮喪的狀態，對許多刺激都不會產生反應。同樣地，他們的反射反應往往顯得壓抑，即使是強烈地敲打其肌腱，也無法引發反射反應。

重要的是，這種反射性的反應，會受到數個不同的因素調節或影響。肌肉中的伸展受器（或感覺神經）稱為「肌梭」（muscle spindle），位在肌肉纖維中。它就像是迷你肌肉般，同樣也會收縮與放鬆。肌梭嵌在肌肉中，當肌肉伸展時，肌梭同時也會伸展。不過要注意的是，肌梭的緊繃或放鬆狀態，可以獨立於肌肉之外，而受到從大腦和脊髓發出的信號所調節或改變。

處在放鬆狀態的肌梭，需要其直屬肌肉進行更多的伸展，才能產生足夠的脈衝來啟動反射弧。反言之，緊繃的肌梭（或是處在更加收縮的狀態），只需要肌肉輕微的伸展，就可以啟動其反射弧。所以，學習減少肌梭系統的活動，是一種有效減輕身體整體肌肉緊繃的方式。事實上，肌梭總是在發出脈衝，而當肌梭在伸展狀態時，訊號發射的速度會加快。肌梭在休息狀態時所產生的較低程度脈衝，有些被視為是要對肌肉緊張度（muscle tone，肌肉放鬆或緊繃的程度）負責。

肌肉的收縮（或處在緊繃狀態）不是孤立的個別行為，許多的內在事件也同時發生，以促成並支援此行為。所以，當肌肉透過反射反應收縮，或是準備好要對心理影像採取行動時，身體其他部分也會準備好以支援肌肉活動。在此同時，來自食物、以葡萄糖和脂肪酸形態存在的燃料，以及用來燃燒燃料的氧，會優先使用在肌肉上。這個優先性會降低其他不那麼急需的體內活動，如腸道、肝臟和胰臟中的消化功能，或腎臟的排泄。其結果是，器官本身的活動和流向器官的血流都減少了。這個變化也同時出現在心臟和呼吸系統內。心臟跳動變快，也更加有力，而如果沒有伴隨猛烈的肌肉動作，就會造成血壓的上升。同時，呼吸的頻率增加了，開始以胸式呼吸為主導模式，以取得預留的肺容量。這會使得更多的氧被傳送至循環系統中，並消除更多的二氧化碳。

當肌肉進行費力的強體力活動時，就會以最緊密的方式進行上述模式；而此模式會以非常小心的順序進行調整，按照使力的程度做比例分配。此外，這個模式也會發生在缺乏特定肌肉活動，而只是為活動做準備的時候。瞭解這類的變化是很重要的：這類變化似乎時時刻刻都在發生，以做為可能需要肌肉活動的心理思緒和影像的準備反射。我們將會看到，其變化的程度，與特定心理影像出現的頻率、強度和時間長度相關。對認識壓力來說，這是關鍵因素。

## 神經系統的功能架構

神經系統（和其他的內分泌或腺體系統）主要負責組織身體的變化。如圖2-5（九十三頁）所示，神經系統是由兩個主要分部所構成：中樞神經系統（Central Nervous System, CNS），包括大腦和脊髓；周邊神經系統（peripheral nervous system, PNS），是由身體所有通往及來自中樞神經系統的神經組織所組成。最終的神經系統控制是中樞神經系統，特別是在大腦的部分；周邊神經系統則是擔任傳輸來自或前往大腦和身體其他部位的訊息的角色，以便身體能以協調及有效能的方式，來實踐心理的目標。

周邊神經系統有兩個分部。感覺—運動分部稱為「隨意神經系統」（voluntary nervous system），負責攜帶來自感受器官（透過感覺神經）的感受資料或脈衝，因此會接收到外在世界和身體肌肉及關節的訊息；此系統也傳送脈衝回肌肉—骨骼系統（透過運動神經），控制肌肉的收縮和身體的動作。此系統與大腦最先進的部分——大腦皮質（cerebral cortex），有著主要的連結。大腦皮質與意識（或隨意）行為、自由意志或選擇相關。

周邊神經系統的第二個主要分部是「自主神經系統」，因為此系統具備自主功能的能力（或憑藉自己，不需要有意識的控制），在我們常態的意識覺知門檻之下。其功能在組織並調節腺體、皮膚、心臟、肺、消化器

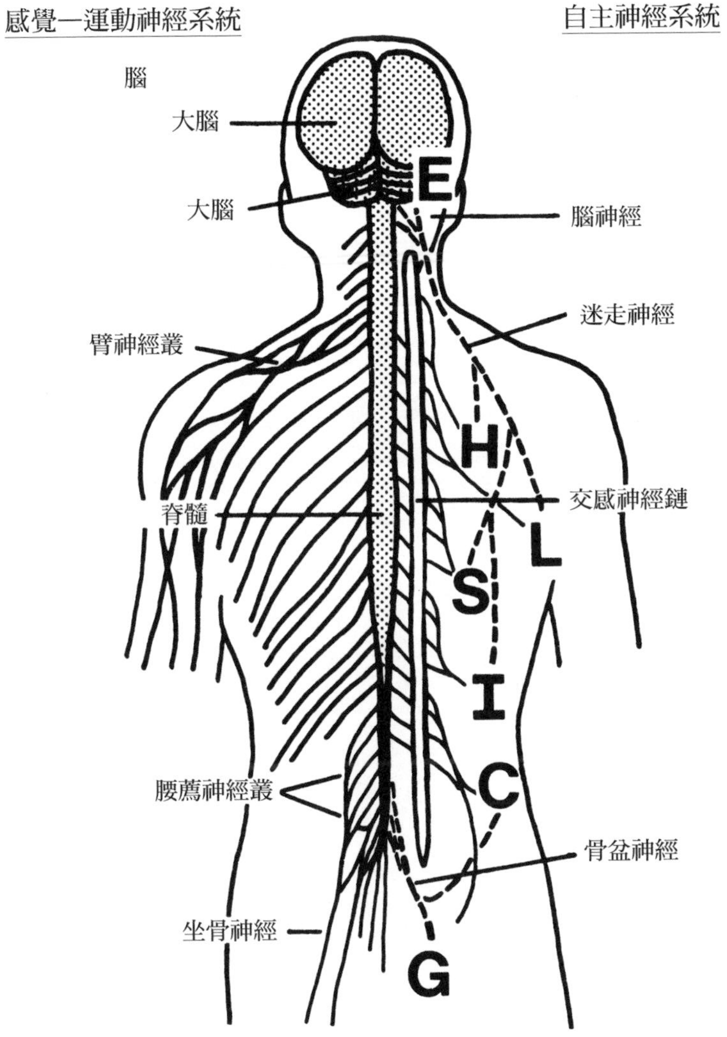


**圖 2-5：神經系統的中樞與周邊分部**

中樞神經（腦與脊髓）系統的主要分部，在圖 2-5 以灰色顯示。周邊神經系統的「感覺一運動神經系統」於圖的左半部；「自主神經系統」在右半部。圖右中的實線與虛線，分別標示出自主神經系統的交感神經與副交感神經。英文字母代號：E＝眼睛，H＝心臟，L＝肺，S＝胃，I＝腸，C＝結腸，G＝生殖器。

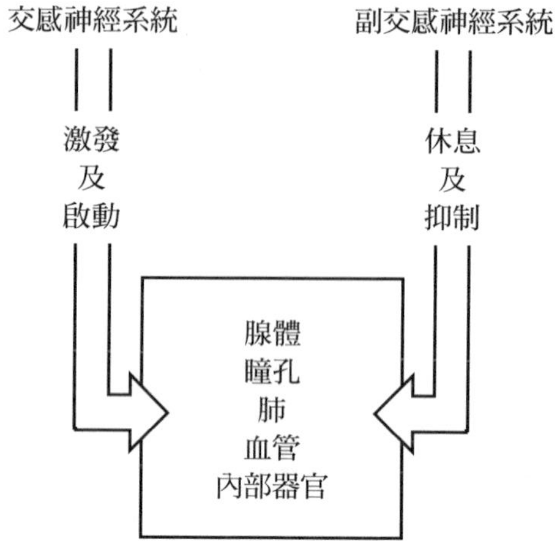

圖 2-6：自主神經系統

官和分泌器官的功能性，以及協調來自心靈和大腦訂定的方向及工作。這些工作包括進食、休息、消化和運動。就如透過感覺—運動分部（隨意神經系統）所調節的肌肉系統一般，這個分部同樣也對心理思緒和影像極具回應性。幾年前，自主神經系統還被認為是無法受到意識的努力來控制；但重要的是，事實並非如此。藉由控制特定類別的刺激或心理影像，就可以對自主神經系統行使許多有意識的控制。這在有效控制壓力上既有用又必要。

自主神經系統可再分成兩組功能性系統。一組居中調解激發的內在、生理層面，並與牽涉到肌肉施力和耗費大量能量的對外活動相關。這組功能稱為「交感神經系統」，控制內在身體功能以配合對外的活動，或對活動具同理心（圖2-5與2-6）。

自主神經系統的另一個分部，與放鬆、調節身體的每日工作相關，此部分被稱為「副交感神經系統」（圖2-5與2-6）。這部分的焦點在向內的滋養與排泄，為下一階段的內在行動修補組織、建立能量與燃料的補給。表6（九十六頁）提供了交感神經與副交感神經活動的簡單介紹。

以解剖學來看，這兩個系統是不同的。交感神經系統的神經纖維，源起自大腦的神經中心，在脊髓的內側往下延伸，從胸部與腰椎上部鄰近的脊椎間隔，離開椎管。如圖2-7系列（九十八頁、一〇〇頁）所示，這些神經在離開脊椎管之後，會在脊椎外上下行進，並在神經細胞體密集聚集處相互連結，此聚集處稱為「神經節」（ganglia）。

**表6：自主神經活動的作用**

| | 生理影響 | 行為影響 |
|---|---|---|
| 交感神經支配 | 心跳頻率、血壓及汗腺分泌增加；瞳孔放大；胃腸運動及分泌功能的抑制。腦電波不同步，骨骼肌肉張力增加。特定荷爾蒙量上升：腎上腺素、正腎上腺素、腎上腺皮質類固醇（adrenocortial steroids）、甲狀腺素（thyroxin）。 | 激發、警覺、活動和情緒反應增加。 |
| 副交感神經支配 | 心跳頻率、血壓及汗腺分泌下降；瞳孔縮小；胃腸運動及分泌功能增加。腦電波同步，骨骼肌肉失去張力，阻擋顫抖反應，胰島素分泌增加。 | 不活躍、消化、放鬆、昏昏欲睡及睡眠。 |

交感神經及其連結的區域，沿著脊椎兩測從頸部延伸至骨盆區域。各自的神經纖維離開神經節，往身體而去，對不同的器官給予刺激以準備行

動，例如：增加心跳頻率，擴張肺部氣管，放大瞳孔以便讓更多的光線進入眼中，增進特定汗腺以有效發散因肌肉運作而產生的熱，降低消化與分泌器官功能，收縮不需要太多血量的血管，擴張需要較多血量的血管。圖2-7a（九十八頁）描繪了與不同器官連結的神經。

當遭逢威脅生命的緊急狀態時，交感神經系統便受到啟動，因此具備隨時可作用的能力，發出突然大量且經協調的放電。所有神經纖維在沿著脊椎管的神經節內廣泛地連結，賦予交感神經此一能力。這種敏感度儘管非常有幫助，卻有其特定的缺點。雖然其進化讓我們得以保護自己，不會受到需要運用大量肌肉活動的突發性身體威脅所影響，但我們每天所體驗到的威脅，都不需要突發性的大量肌肉活動來解除。這類威脅的本質大多是心理和情緒的，往往完全不需要主要的肌肉行動。但非常敏感的交感神經，會在感受到強烈的威脅時受觸發，而我們的身體就處在對當下狀況並不適用的狀態之下，這個狀態通常缺乏有效的釋放管道。這就是壓力的主要元素。

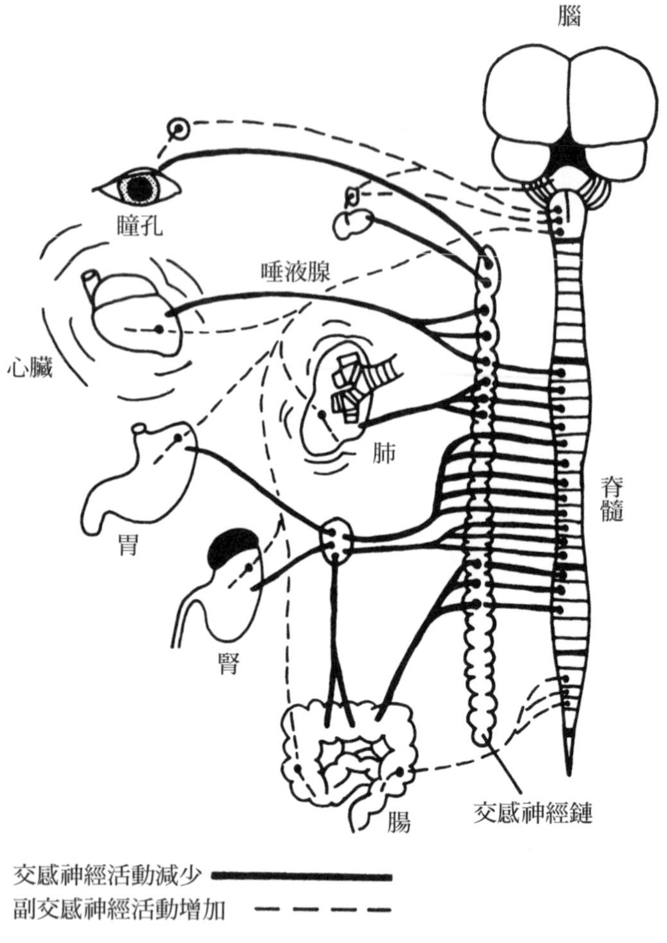
腦
瞳孔
唾液腺
心臟
肺
脊髓
胃
腎
腸
交感神經鏈
交感神經活動減少
副交感神經活動增加

圖 2-7a：交感神經支配

如圖2-7b（一〇〇頁）所示，副交感神經在解剖學模式上是個截然不同的系統。此系統的神經纖維在脊髓中進出大腦，從脊椎管中交感神經通道的上方及下方離開，通過頸椎、下腰及薦椎。主要的副交感神經——迷走神經（vagus nerve），在顱骨內分支稱為「第十腦神經」。第十腦神經包含了幾乎八十％的副交感神經。右迷走神經和左迷走神經的名稱來自拉丁文「（無目的）漫步」（to wander）的字根含意，於顱骨內離開大腦。此系統在往下進入腹部的過程中，會將分支送入喉部、肺、心及上胃部。左迷走神經在上胃部停止，但右迷走神經則將纖維繼續送到腹腔內，到小腸、部分的大結腸，和其他與消化相關的器官中。右迷走神經實際上是終止於腹腔神經節中。不過，此神經的傳導則是透過突觸持續到其他的消化道內。

副交感神經控制的廣大區域，與這兩條迷走神經相關，特別是右迷走神經。有別於交感神經，這些神經並不會立刻沿脊椎管重新加入，並在神經節中相連結；它們進入身體中，在緊鄰其所分布的器官之神經節內連

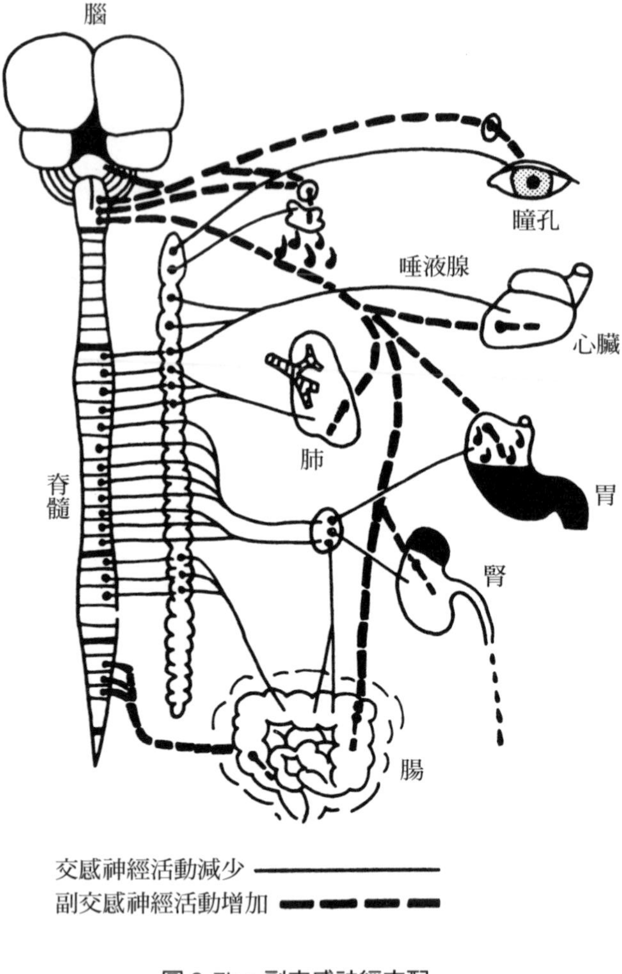


圖 2-7b：副交感神經支配

結。例如，進入大腸的副交感神經，其神經節是在大腸本身的肌肉壁內，可以直接在該處協調大腸的活動。這符合了副交感神經必須進行它在體內常態工作角色的數項功能。副交感神經的刺激，可獨力協調膀胱或直腸功能，而不必在副交感神經於心臟或唾液腺體的影響中標示出改變。

雖然交感神經系統和副交感神經系統，有著不同的解剖學構造及明顯不同的能力，但它們在許多區域具有共同性。事實上，這兩個系統的神經錯綜複雜地交纏在一起，並和諧同工。這份緊密的關係反映在身體上的局部性群組，稱為「神經叢」（nerve plexuses）。神經叢是由在神經節中相連結的交感神經系統之神經（神經節後纖維），和從脊髓前往、與個別器官鄰近的不同神經節中的副交感神經系統之神經（神經節前纖維），所組合而成。

神經叢位在脊椎管前方、從脊椎底到頭頂的身體垂直軸沿線，包括薦神經叢（由控制腸、膀胱和性功能的神經所組成），腰神經叢（由與大腸和腎功能相關的神經所組成），太陽神經叢（與控制胰、脾、胃和小腸等，控制消化器官相關的神經），心臟神經叢（與心臟功能相關），和喉神經叢（分布於喉、甲狀腺和副甲狀腺）。

有趣的是，這些神經叢並未與任何特定功能相關，因為叢內的神經並未如在神經節內一般，與彼此相連（或突觸）。不過，神經和電線有著共同的特性，就是會攜帶間歇性電流。它們產生小的電磁場域，當高度集中的神經存在，且其發射模式產生某種同步性時（如在大腦皮質內出現的一般），此電磁場域就會大到可被測量出來。眾所周知，電線周圍的電磁場，會影響鄰近電線的帶電能力。因此，即使神經叢中的神經並無特定的解剖學相連性，但神經叢的神經間所製造出的電磁場域，仍有強烈的可能性，會產生一定程度的交互影響和互動。（使用極度敏感的儀器，有可能偵測出此電磁場。）個別神經叢的場域強度，會取決於個別神經間的發射協調（或同步性）。

交感神經與副交感神經以非常親密、互相合作的關係，共同工作著，並為它們所支援的器官達到整體的平衡（或稱恆定狀態）。整體而言，器官通常由來自這兩個系統的神經支配，這稱為「交互神經支配」（reciprocal innervation）。比方說，這兩組系統都分布在心臟。副交感神經的刺激效益（透過迷走神經），是減緩心跳；交感神經的刺激效益，則是加快心跳。兩組系統在休息時，都處於低程度放電狀態，這時的心跳代表兩個相反的影響處在平衡中。當肌肉因為焦慮而施力時，心跳會加速。這首先是由迷走神經（副交感神經）活動的減少開始，接著由交感神經活動的增加來完成。

換句話說，交感神經的刺激是朝向激發，副交感神經的刺激是朝向抑制，將生理活動調低，讓所有活動進入休息階段。在健康的功能性中，這兩個系統彼此平衡，依據需要來變更主導性，並在主導性變更時仍維持平衡狀態。**認識這個解剖學上的自然平衡，是認識壓力的全面性及實用性上的關鍵**。

## 激發、壓力和周邊神經系統

壓力通常與生理激發相關，生理激發是由交感神經所主導，受自主神經系統居中協調。也就是說，身體激發的狀態，是在回應其感受到的威脅，或是某種內在刺激，進而啟動交感神經的放電及抑制副交感神經的放電。由於我們對威脅的第一個反應是神經性的，通常也會造成改變，以便將身體準備好來進行肌肉行動，在此當中，交感神經系統的反應速度是極為快速的。

不過，內分泌系統或腺體系統也必須牽涉其中，以維持激發狀態，因為當神經的脈衝開啟自主神經反應後，要持續下去或使其更加強烈時，就需要特定的內分泌腺體釋放出荷爾蒙，來補充交感神經的放電。首先是腎上腺。腎上腺位於腎臟上方，被區分成兩部分，名為「髓質」（medulla）的內部儲放了腎上腺素和正腎上腺素這兩種荷爾蒙，與交感神經纖維一同高度地進行支配。任何交感神經活動的增加，都會刺激髓質釋放這兩種荷爾蒙到血液中。（一般而言，腎上腺素的釋出量，大約是正腎上腺素的三倍，不過，有些研究人員覺得，正腎上腺素在恐懼與焦慮時的釋出比例會比較高，而腎上腺素則是在憤怒時釋出比例較高。）

這類荷爾蒙的釋放具有多種功能。因為荷爾蒙是分泌進入並循環於血液之中，才到達其目的地，器官需要多花上數秒的時間來反應荷爾蒙的刺激，而不是像對神經啟動那般直接與即時。不過，荷爾蒙刺激的效果會持續達十倍的時間，因為一旦荷爾蒙進入血液中，就會讓刺激要花上比較久的時間才會消退。也就是說，你可以讓神經立刻停止發射，但無法同樣快速地清除血液中的荷爾蒙。

釋出荷爾蒙的第二個功效是，因為它是在血流中循環，所以可以接觸到身體中的每個細胞，也就增進了整體的細胞新陳代謝率，能夠為了增加的活動量而將細胞準備好。第三個功效主要是透過額外的葡萄糖與脂肪酸釋入血液中，帶來身體能量平衡的改變，這主要是由腎上腺素造成的。（這就為增加的肌肉活動提供了必要的燃料。）

身體的荷爾蒙系統，會依感受到威脅的時間長短及強烈程度的比例而啟動。非常短暫（或低強度）的刺激，可能會帶來無法覺察的交感神經反應。不過，非常短暫但強烈的刺激，像是突然的驚嚇，可能造成交感神經的反應，接著帶來腎上腺素明顯的激增；腎上腺素的激增可能要花上好幾分鐘或更長的時間，才會平息。但如果不利環境的存在時間拉長，適應性的活動需要維持數小時、數天或更久，那麼另一系列的荷爾蒙變化就會產生，以便在時間拉長的高度活動下，維持及輔助交感神經功能。

這個適應性也包括腎上腺。腎上腺的內部（髓質）在數秒到數分鐘內受到啟動，並增加額外的腎上腺素和正腎上腺素到身體組織中。接著，在刺激持續超過數個小時後，腎上腺的外部（腎上腺皮質〔adrenal cortex〕）也會受到刺激。皮質酮（cortisone，又稱可體松）及相關荷爾蒙釋放入血液中，會補充並增加交感神經的影響，以及腎上腺素的循環。不過，這個影響要花上數小時，甚至數天才會產生。

也就是說，透過局部的腎上腺素釋放的神經反應作用，幾乎是馬上產生的；而作用在細胞膜的循環腎上腺素，則需要數分鐘，並可能持續數小時，來改變所有細胞的速度，讓它們變得更加活躍。例如儲存細胞，像是肝細胞和脂肪細胞，會造成燃料的釋放而不是儲存。這些事件利用細胞現有的機制來啟動，並使用其目前的能力。另一方面，皮質酮的作用，是在細胞中以細胞蛋白的形態建立起額外的新機制，此形態稱為「酵素」（enzymes）。它會延長細胞的期限，為特定的活動而增進細胞整體能力。

在持久的激發下，甲狀腺體的分泌也會增加。當其荷爾蒙與腎上腺素合併時，具相同的增效作用（synergistric effects，或稱允許作用〔permissive effect〕），特別是在心臟和循環系統上。除此之外，它會從整體細胞新陳代謝的增加中，提高熱能的產生。同樣地，它也需要數小時或數天來發揮作用。

負責調節腎上腺皮質和啟動甲狀腺的，是位在頭顱內的腦下垂體（pituitary gland），而不是交感神經系統。（負責調控腦垂腺〔pituitary〕的下視丘〔hypothalamus〕，是大腦邊緣系統〔limbic system〕的一部分；邊緣系統是自主神經系統的協調中心。）腦垂腺的功能與大腦功能（中樞神經系統）相關，而腦下垂體在發育上已是一個適合分泌荷爾蒙的大腦組織產物。它會分泌數種不同的荷爾蒙，其中之一是促腎上腺皮質激素（adrenocorticotrophic hormone, ACTH），它在血流中循環，特別會刺激腎上腺皮質來製造及釋放皮質酮。另一種荷爾蒙是促甲狀腺激素（thyroid-stimulating hormone, TSH），對甲狀腺具有特定的啟動性功效。從腦下垂體釋放的其他荷爾蒙，則會調節如性腺功能性、骨頭成長、體內水平衡及由胸部分泌乳汁等；但它們在面對環境威脅的身體保護反應上，並不像促腎上腺皮質激素和促甲狀腺激素那樣擔任主要的角色。

綜合以上所言，壓力一般被定義為「激發機制的啟動」，特別是被定義為「戰鬥或逃跑」的警示機制。這個感受威脅的生理反應是受到周邊神經系統居中協調，特別是自主神經系統的感覺—運動系統及交感神經。同時參與其中的是部分腺體系統，它們在激發持續超過一段時間後，參與的程度會更多。不過要清楚的是，持續啟動的交感神經激發，具有毀滅性。

我們真的是把自己的身體給累垮的。當激發模式繼續下去就會發生這樣的情況。這就帶來壓力，也導致某些生理系統的瓦解。更甚的是，持久的激發狀態會造成儲備的消耗，也就是衰竭（exhaustion）。這就會造成反應不足，或對威脅和危險的不當反應。最終帶來疾病、挫折或死亡。因此，定期地緩和那些持續的交感神經和荷爾蒙活動，是必要的，如此將可以補足腺體和燃料的儲備，對於預防可能的疾病或死亡至關重要。

有許多技巧可以減輕生理和心理的緊繃，開創放鬆的狀態，這些技巧大多數皆孕育自提升副交感神經的活動。但當我們放鬆時，有部分可能不是來自副交感神經活動的增加，而單純只是交感神經活動的減少。（因為這兩個系統通常會朝身體功效的相反方向運作，不管是減少交感神經活動，或是增加副交感神經活動，都會造成相同的生理變化。）

從心跳頻率的改變就可以清楚看出來。例如，當一個人在運動時，心跳頻率一開始的增加，主要是透過迷走神經而使副交感神經放電減少。在動物實驗中，這樣的掌控會持續到心跳頻率達到每分鐘一二〇至一四〇下。接著，如果運動持續且變得更為吃力（需要更快的心跳頻率），交感神經系統就會增加其放電，心跳便會以加快來反應。在運動後的放鬆，則會將上述過程反過來進行。首先是交感神經放電的減少，之後緊接著副交感神經主導的增加，儘管這兩個系統是同時以相同程度在進行。就如之前所說的，休息時的心跳代表了交感神經與副交感神經活動的平衡。

對我們生理功能性很重要的是最佳平衡點。前面已經清楚說明，持續或強烈的交感神經主導，是深具壓力且會導致衰竭、疾病和死亡。同樣的道理，如果副交感神經活動持續或過於強烈，是否也會造成問題及生理崩潰？答案顯然也是「是」。副交感神經系統的過度反應的確會造成疾病。不過奇怪的是，人們的注意力很少放在此領域的研究上。

儘管對這個主題的瞭解尚不足夠，但有些特定的疾病明顯與異常的副交感神經活動相關。氣喘是其中一個例子，氣喘是肺部的空氣通道不正常的收縮，阻礙了空氣順暢的流動。另一個例子是十二指腸潰瘍，此問題是來自胃中的氫氯酸（鹽酸／hydrochloric acid）的過度分泌。這兩種疾病皆涉及與右迷走神經活動增加相關的生理變化，而右迷走神經是主要的副交感神經。

還有許多與過度副交感神經活動可能的負面效能相關的有趣事件。因為疼痛而昏迷，或因為看到什麼醜怪嚇人的東西而昏倒，是因為強烈的右迷走神經對心臟的放電，造成心跳的大幅減慢，以致大腦無法接收到足夠的血液以保持警覺。奇妙的是，預期的疼痛（像是面對處理牙齒的療程）的初始反應，通常是與心跳減慢相關而非加速，顯示出副交感神經活動的增加與優勢，即使面對的是交感神經整體功能的增加。

所以顯然地，當人感到不舒服或在環境中感受到威脅時，會產生兩種可能的反應。隨著（甚至是替代性地）整體交感神經反應的增強，特定的副交感神經方面也可能隨之強烈啟動，在身體特定區域的影響甚至會超過交感神經。

此外，就如同副交感神經系統會使某些特定器官中心產生異常的過度反應一般（導致功能降低和疾病），顯然也可能有稱為「過度壓抑」的一般反應模式。這是副交感神經的過度廣泛支配，可能表現出病態性的沮喪。（記得，交感神經放電會造成激發，而副交感神經放電則帶來抑制。）

過度的交感神經激發確實會將一個人的能量耗盡，而過度的副交感神經抑制同樣具有危險性。舉例而言，近來的醫學研究顯示，憂鬱與特定形態的癌症之間，有著絕對且已被接受的關係。憂鬱也與不同類別的心身疾病相關。儘管明確的交互機制尚不明確，不過，因為損失（如配偶的死亡，甚至是退休）而遭受重大創傷的人會變得極為沮喪，以致他們在相當短的時間內也隨之去世。「他因心碎而死」這句話聽起來或許陳腐，但的確反映出悲傷、損失和憂鬱會對人類功能帶來影響的普遍覺知。

因此，我們可以合理推論，當一個人總是讓其內在系統沮喪憂鬱（或過度及常態地抑制），在一段時間後，內在系統就會開始喪失其正常功能的能力。這會影響到所有內在系統，包括免疫系統；一般的認知是，可能就是因為免疫系統的失能，讓特定形態的癌症得以發展。如此一來，憂鬱和癌症產生的關係聽起來就合理了。

## 負鼠反應

在我們知道了會有副交感神經活動（包括交感神經活動）病態的過度支配後，就必須重新制定對壓力的概念。現在顯然會有另一種反應模式（適應模式），讓人在環境中感受到威脅時可以採行。雖然傳統的戰鬥或逃跑警示反應理論（即謝耶醫師那整套的「一般適應症候群」），是依據交感神經激發而來的，但有相當數量的人對威脅的反應是消極的退縮，或被稱為「負鼠反應」（the passum response）。也就是當他們面臨威脅性情境時，不是準備戰鬥或逃跑，反倒是滾到一邊裝死。他們對恐懼的反應不是激發，而是壓抑。這種狀況的特徵是典型的極度副交感神經放電，生理功能性減少、失去骨骼張力、心理疲憊、活動不足，以及最終的憂鬱。

負鼠反應太過複雜及廣泛，以致無法只以極度的逃跑狀態來解釋。沒有比「一般抑制症候群」（General Inhibition Syndrome）更能解釋在負鼠反應啟動時所涉及的模式與後果。例如，在謝耶醫師所指出的一般適應症候群的虛弱階段，一個人的儲備燃料被消耗掉了。但在憂鬱階段，儲備燃料並未受到消耗，只是沒被使用。這就是問題不同的所在！

負鼠反應可能原先根植於自主神經激發的失敗，未能適度地應付從環境中感受到的威脅或要求，使得自主神經可能因此發展出反擊來加以控制。這也可能是一種自社會化過程中學習到的反應，其中社交支配／順服（social dominance/submission）問題是重要的決定因素。比方說在《無助》（*Helplessness*）一書中，馬汀．塞利格曼（Martin Seligman）博士展示出憂鬱是如何從習得的無助感中發展出來，這種感覺通常會導致生理和心理的疾病，而且最終會帶來死亡。負鼠反應很有可能是複雜的症候群；不只是體質的傾向和社會化，同時也是一種學習的過程。無論如何，顯然有一些人在面對威脅的反應上，只能用副交感神經支配來理解。

## 自主神經系統的平衡問題

到底是什麼讓一個事件以有害的方式讓人深感壓力（過度的交感神經或副交感神經刺激），或是什麼導致自主神經功能狀態平衡，其中的原因尚未受到明確的認識。我們瞭解有人會「讓自己擔心到死」或「因心碎而亡」，或甚至「死於喜悅中」，但從來沒人被說是因為平靜或平衡而死。特定的生理虛弱，像是心臟功能不良，會讓我們被警告不要過度興奮；我們也知道，挑戰、笑聲和驚喜對生理及心理的健康有著極大的助益，但這些都是高度的激發狀態，如果持續太久就成了壓力，而且會造成危險。放鬆顯然不只是令人非常愉悅，對人們也極有幫助和必要。但深受生理憂鬱而苦的人，很少有人因為放鬆治療而受到幫助。

將這一點牢記於心，我們就能開始以更全面、更有功能性助益的看法來看待壓力：**壓力是一種內在的失衡，反映出未解除的激發或壓抑狀態的掌控。這會帶來生理或心理功能的受損（損害或減弱）**。持久的壓力是一種失衡（壓力）的一貫模式，因交感神經（戰鬥或逃跑反應）或副交感神經（負鼠反應）活動的習慣性掌控，作用於特定的器官或成為一般的反應模式。

換句話說，壓力發生在當我們失去平衡時。圖2-8描繪出這個狀態。我們用大寫英文字母A來代表自主神經的平衡點，就比較容易瞭解其中的原理。自主神經系統由兩個互相合作的部分所構成，也就是交感神經系統與副交感神經系統。

健康無壓力的功能，是以兩方的平衡來表示。若以機動式的平衡型態來顯示，就是蹺蹺板的方式，可以依個人的需求不停地來回調整，在圖2-8中是以虛線來呈現。只要活動模式保持平衡（以流動或機動方式來回移動），就沒有壓力。其結果是，當我們處在激發（或活動）狀態一段時間後，只要有一段時間的抑制（或放鬆和休息）來平衡，這種狀態就是健康無壓力的。同樣地，抑制狀態如果不以活動來平衡，就會變成功能失常，造成精神萎靡及憂鬱。

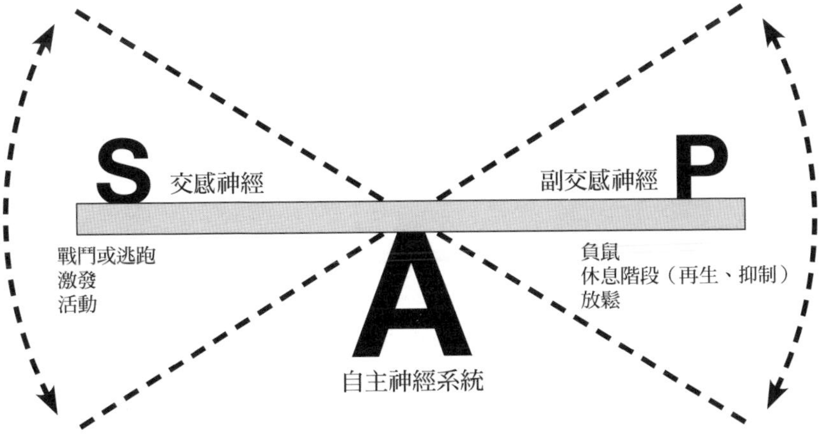


圖 2-8：平衡與自主神經系統

平衡也會發生在這兩個部分達到恆定狀態（或平衡）時，如圖2-8中的實線所示。在這種情況下，身體是放鬆的，而心靈是警覺的。這是非常健康的狀態，沒有壓力在其中（但很多生理及心理活動也可以在此狀態下完成）。此狀態的平衡，是以休息時的心跳率來反映（達到完全的平衡，且仍完成其工作）。關於體內恆定更複雜的例子，是冥想時的心態，此時心靈非常警醒，但身體十分放鬆。

要記得，圖2-8過度簡化了

一個極度複雜的系統。壓力或失衡會以許多不同方式發生，但不管是哪種模式，如果我們讓副交感神經的失衡持續或加強，就可能會發展出與此失衡相關的疾病（如氣喘或憂鬱症）。而如果我們讓交感神經的失衡持續或加強，就可能會發展出與此失衡相關的疾病（如冠狀心血管疾病）。

或許會有器官或系統（包含多種器官）的最佳平衡點，或甚至一個一般性的最佳平衡點存在。但我們也必須知道體內所有的器官和系統是互相連接的。如果一個器官失衡，就會影響到整個系統。反言之，如果整體的自主神經反應是平衡的，個別的系統也會開始達到平衡。

當我們理解到壓力是自主神經的失衡狀態，就可以消除「好壓力」與「壞壓力」之間的混淆（其實只是將「激發」視同「壓力」所造成的困惑）。我們是否處在激發或抑制狀態下，就其本身而言，並不等於我們有壓力。只有在激發狀態未受到放鬆來平衡，或放鬆狀態未受到活動來平衡時，壓力才會產生。因此，我們終於能為理解壓力制定出一個基本架構：**定義壓力的關鍵元素在於，交感神經和副交感神經活動之間，機動性或恆**

定性的平衡是否存在。

換句話說，這個原則既簡單又清楚：如果能維持神經系統的平衡，你就免受壓力之苦。另一方面，如果失去神經系統的平衡，不管你做什麼都會有壓力。因此，今天讓你備感壓力的事物或事件，明天可能就不會帶來任何壓力。問題在於一個人要學會去瞭解，到底是什麼在調節自主神經功能性——心靈及其工具（中樞神經系統）。

# 第3章　心靈與壓力

STRESS

壓力最大的來源是我們的心靈。正確來說，中樞神經系統是啟動與指揮周邊神經系統的終極負責單位，而周邊神經系統包括了隨意神經系統、自主神經系統，以及腺體系統；但引導與刺激中樞神經系統的，則是我們的心靈。因此，若要瞭解心理的功能如何創造出壓力，我們就必須要先瞭解這個系統的基本生理學。

## 心靈的中控室：中樞神經系統

周邊神經系統負責傳導資訊，中樞神經系統則負責組織並整合資訊。由於中樞神經系統包括了脊椎神經（spinal cord，又稱脊髓）及腦部，若要組織及整合資訊，就得透過在腦部與脊椎神經之間穿梭的特定神經纖維的會合來進行。因此，位在脊椎神經較低部位的、小而局部的反射作用（例如伸展反射），就成了由腦內部較高處中心位置啟動的、較複雜行為模式的一部分。舉例來說，在脊椎的層級可能會需要一百多個細心排列的神經元刺激，來開創出讓我們得以行走的模式，但相關的神經元會相互聯繫，以便將模式傳達到腦部較高的中心。在腦部較高的中心裡，作用在正確區域的單一刺激，被認為會重新創造整套複雜動作，因為該刺激會沿著特定的神經通路散布到脊椎神經中，自主地啟動了適任的脊椎神經和相關的肌肉。脊椎神經上升至愈靠近大腦皮質的部位，就會產生愈多的整合，而這就讓更多更複雜的行為，能被單一神經元或一小群的神經元的刺激誘發而產生。

脊椎神經升入腦部後，會變寬形成一個稱為「腦幹」（brain stem）的區域，腦幹又分為四個部分分層交疊。最下方的部分，是位在脊椎神經正上方的延髓（medulla oblongata），延髓負責協調組織基本的呼吸與心血管反射作用，同時也包括激發、警覺與睡眠。在延髓上方，依序是腦橋（pons）、中腦（midbrain 或稱 mesencephalon）及視丘（thalamus）。視丘接收從身體而來的感覺輸入（多數來自在脊椎神經中穿梭的神經纖維），並擔任資料訊息傳達入大腦皮質的中繼站。

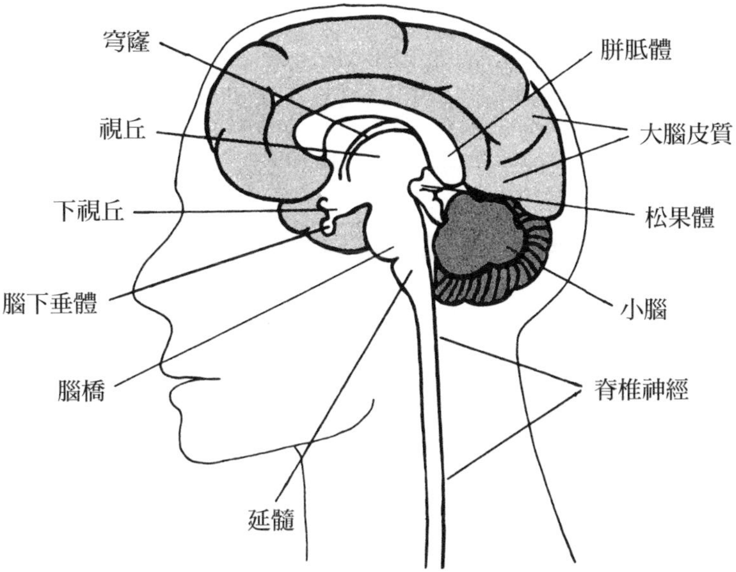


**圖 3-1：中樞神經系統：大腦與脊椎神經**

在視丘的前方與下方的是下視丘，下視丘是小瘤狀的神經組織，在自主與營養功能上極具重要性。許多小群的神經元，又稱細胞核（nuclei），位在這個區域；關於飢餓、渴、飽足、愉悅或痛苦等的強烈經驗，皆可在不同的細胞核受到人為的刺激時感受到（就如在腦部手術過程中可能會發生的狀況一樣）。比方說，當下視丘的某一區域受到刺激時，會誘發完全的交感神經協同釋放，而臨近的區域則會增加在迷走神經的副交感神經觸發。下視丘同時也與腦下垂體直接接觸，並提供對腦下垂體主要的控制。

下視丘也是大腦邊緣系統的整合地帶，邊緣系統被認為是負責直覺與情緒的區塊。因此，若在下視丘特定區域受到刺激，會引發完全憤怒的反應；動物在此區域受到刺激時會低吼、發出警示嘶聲，或吐唾液等，接著立即展開攻擊。與這個區域中心密切相關的，是被稱為「懲罰（或痛苦）中心」的區域，當這裡受到刺激時同樣會引發憤怒反應。若刺激此區域略微上方的區塊，則會造成劇烈的恐懼與焦慮，連帶形成強烈的逃跑衝動。自我保護的憤怒（或稱戰鬥〔fight〕）區域和鄰近的恐懼（或稱逃跑〔flight〕）區域，都是交感神經自主放電的強烈催化劑。然而，在這些區域的幾公釐之外，就是一個「愉悅中心」（這是當動物的腦部被植入電極且可以自行操控時，就會不斷給予刺激的區域）。

這樣的結果是，在大腦中約一顆杏仁粒大小的區域裡，其神經的路徑就包含劇烈的情緒反射、愉悅與痛苦、自主神經功能及荷爾蒙的平衡（透過腦下垂體）。這些都是發生在大腦皮質下方的區域；而大腦皮質與自我控制及任何被視為自我覺知或自我意識的自主行為相關。

雖然下視丘絕大多數的功能顯然是非隨意控制而且是反射性的，但它與大腦皮質之間卻有許多交流的點。心理活動（在大腦皮質中產生）與下視丘啟動（如壓力反應）之間的關係極為複雜，也尚未受到完全的瞭解；但在動物身上進行的實驗，提供了一些線索。新的感知輸入（或稱經驗）顯然會啟動大腦皮質。如果這個啟動與後續的皮質啟動，是與痛苦或愉悅中心的啟動相關聯，皮質的反應和對事件的記憶，就會受強化及增強。但如果這個經驗不能和獎賞／愉悅中心，或痛苦／懲罰中心平行啟動，皮質的反應和其後重複發生的刺激會迅速消失，而此事件就會被忽視。（附帶一提，當同時受到相同的刺激時，痛苦的反應會比愉悅的反應優先產生。）

## 大腦皮質活動的角色

儘管人類比動物更複雜，我們的痛苦和愉悅會與信念系統（心理事件）及習慣更加緊密地連結在一起，但我們和動物的生理反應在運作上似乎非常類似。顯然當我們的經驗包括了實際和預期（根據過去類似經驗的記憶）的痛苦時，也會導致交感神經或非交感神經的活動。

不管我們的反應是激發或退縮，似乎都取決於我們是否感覺到自己已無法承受情緒的負荷。無論我們是戰鬥或逃跑，或是否被逼到角落，都是以交感神經的激發來反應。如果我們感到毫無希望，覺得不管做什麼都沒有幫助，就會傾向於啟動負鼠反應，變得被動而沮喪。

如果外在的刺激短暫，且我們沒有透過反覆思考受威脅的事件而延長在大腦皮質中的啟動，由下視丘傳導的相應自主神經反應就會是短暫的。這可能會牽涉到輕微的交感神經釋放的增加（或許也會帶來部分的腎上腺荷爾蒙的增加），但不會誘發強烈的情緒或與腦下垂體相關的荷爾蒙系統。在這樣的狀況下，整體的功能性很快就會回復到平衡、放鬆的狀態。若外在的刺激持續，大腦因為無法解決問題（或一直憂慮）而保持在啟動狀態，那麼交感神經激發的增加程度，會導致更大的情緒強度。腦下垂體、甲狀腺和腎上腺皮質的反應就會加入其中。

如果一個人無法覺知這個過程，就無法讓系統回歸到平衡規律的狀態，壓力出場的舞台便準備就緒了。這是一個關鍵點。壓力會透過「戰鬥或逃跑」的反應或負鼠反應而現身，這兩種反應最終的設計都是為了自我保護。它們都包含了整合的皮質、下視丘、自主神經、神經肌肉和荷爾蒙的活動。它們也都是由我們的心理活動來啟動、強化和維持。當我們不瞭解這些反應的動能，以及在發生時無法辨認出這些反應時，壓力便產生了。我們也就因此無法從內在去控制、調整和減緩因戰鬥或逃跑及負鼠反應而產生的生理與心理活動。

戰鬥或逃跑反應的基本連結是已知的連結，負鼠反應的路徑則尚未完全被瞭解。但不管是何種反應，當其無法緩和或不受控制時，都會造成失衡。換句話說，就會增加感染疾病的可能性、身體耗損的問題、不當的身體組織修復及治療，以及降低身體整體的功能性。

自主神經功能主要是由在大腦皮質所發生的事件所控制，這部分的大腦負責組織那些感知的資訊並提供背景資料，讓我們得以解讀我們的世界。**因此，壓力主要的來源並不是來自外在環境，而是那些形成我們基本人格的情緒和感知因素。**下視丘激發的最大來源，是我們大腦皮質對於重複的思考模式、不斷擔心及憂慮未解決的過去事件，以及可能造成痛苦或負面結果的現在或未來事件等，所產生的應對反應。

因此，壓力是一個人心理活動的生理反應，也是我們考量一個情境是否會產生的方式。

讓我舉個例子，來看看我們是怎麼創造出自己的壓力的。想像一下，你在週日的午後開車上高速公路，時間充裕，對自己和一切都感到心滿意足。其他駕駛在你看來幾乎沒什麼好挑剔的，就算偶爾碰到一、兩個白目駕駛也不會讓你心煩。現在，你將這個感覺，與你對另一半生氣、重要約會遲到，和十分鐘前就該抵達城市另一端時的感受，做個比較。在那些時刻，你是不是感覺全世界的白痴駕駛都上路了？但是，你真的覺得有人在你帶著壞情緒開車或急著要上路時，就張貼布告叫「所有的白痴都上高速公路」嗎？

當然不是。你的世界是你心理狀態的反射。你在開車途中所感受到的壓力，是由你自己的情緒創造出來的。高速公路上的白目駕駛，基本上數量一直都沒變，但你對他們的反應會有所不同。這完全取決於你的內在對他們的行動所加諸的意義。

換句話說，你的緊張和不安是自己造成的。你並不是命運一時興起下的無助受害者，你可以調整自己對於身處狀態的反應。

我們在適度處理壓力問題上會失敗的最大原因，在於一直都搞錯方向。我們一直在錯誤的結論下運作，認為壓力是有害的環境因素所造成的結果，因此期望在組織性的結構中、人們不良的溝通下、在教育體系裡，或是在其他各式各樣的地方，找到壓力的來源。這樣的後果是，導致我們期望透過操控環境、強化應變能力，以及利用藥物改變生理症狀，來消除壓力。

結果，有數千小時的時間、數百萬的金錢，以及天知道多少努力，被耗費在瞭解及強調這些造成壓力的環境因素上。溝通的管道被以各種不同的角度審視，開發藥物及其對身體效能的精細知識，分析人格的特徵，以及敏感度訓練和各類精神治療等，諸如此類不盡其數的方式。

不幸的是，這些努力的結果是：一個人在四十歲時心臟病發作，而所有這些資訊，所有這些精神治療及藥物，皆毫無效果。經過龐大的努力、費用和訓練，對於減緩慢性壓力及因壓力所產生的結果，幾乎完全徒勞無功。慢性壓力所造成的指標症狀有增無減。學習如何為了自己而讓環境更平和，當然不會一無是處，但是卻無法解決主要的問題。這主要的問題就是我們內在反應的模式。

如果我們真的想要有效處理壓力問題，首先要認知的是外在事件僅提供了壓力程度改變的可能刺激。這些事件並不會真的製造壓力，因為壓力是由內在造成的。當我們瞭解這一點後，就能有意識的選擇是否要去加以處理。

## 思考與壓力的關係

壓力意謂著我們的心靈一直在製造問題，而我們也養成了讓自己無法得到平衡的生理和心理習慣。這表示我們已經習慣長時間處在低程度的緊繃狀態；或是已經發展出退縮人格，遮蔽自己以遠離那些心靈認為不可能的要求。不管是任何一種體現方式，都不是「自然」的存在狀態。沒有一個人生下來，就是要永遠處在不平衡的狀態。說某些人格比較積極，而有些則自然地比其他的來得消極，這樣的說法本身就是問題。因為在一般的「類別」框架中，我們都是獨特的，而我們可以根據這樣的獨特性來達到平衡。我們不該幫壓力的狀態找藉口說：「沒辦法呀，我就是這個樣子。」壓力是一種可以被改變的存在條件狀態。

我們知道自主神經系統的啟動，是發生在身體組織於環境中感受到威脅時。我們也知道，不管這樣的威脅是否真實存在，該系統皆會啟動。啟動的因素在於我們的內在（皮質）決定了威脅的存在。

舉例來說，有許多案例顯示在銀行搶案中搶匪用的是玩具槍。銀行行員看著搶匪手上的物件，看到的不是玩具，而認定那就是一把槍。很快地，也幾乎是無意識地，行員預期了可能的後果（被槍射傷、疼痛、死亡），於是就強烈地啟動了戰鬥或逃跑的警示機制，或是負鼠反應。簡而言之，行員認定這是威脅而受到激發（多半是嚇傻了），然後不是昏倒就是把錢塞給搶匪。

行員單憑此認定以及對它的解讀，就產生了緊張狀態。相反的狀況也極有可能發生。搶匪可能用的是真槍，行員卻認定那是一把玩具槍而毫無緊張的反應。所以，我們是否會啟動警示反應，不只取決於自己對事件狀況的決定，也在於如何解讀事件的結果與眼見事件的意義。因此，**壓力是我們如何定義自己和這個世界之關係的直接結果！**威脅所帶來的衝擊，往往在事件結束後仍會持續一段很長的時間。事實上，壓力持續的程度不是由直接接受到的事件所產生，反而是由持續的反思（或是在心裡重複演出）因威脅而產生的連串事件所導致。例如，那位行員可能在搶案過後的好幾週或好幾個月，都會在恐懼中；而因為他一直處在連串事件的反思煎熬下，會不斷地觸發警示反應，因此攪亂了自主神經的平衡。簡而言之，我們根本就是活活把自己給嚇死的。

受到威脅的「自我」並不只是實質的肉體，也包括了任何一個附屬在我們情緒中的任何事物：家庭、朋友、車、在工作中或社會上的地位，甚至最喜歡的足球隊。對於所謂的「情緒依附」，最好的理解方式就是「認同依附物件的過程」。換句話說，我在情緒上愈是依附某人、某物品或想法，我就愈認同這個人、物品或想法。只要是威脅到這個人、物品或想法的事物，也會傷害或威脅到我；而我愈是認同這個人、物品或想法，我對這個認定的威脅的反應，就會相對強烈。

正因為是我們心理和感知的反應（大腦皮質的活動），決定了我們是否正在經歷緊張狀態，所以我們也能在此處找到掌控緊張狀態的關鍵，以及對所有情緒反應的掌控。花點時間想想這件事。現在，我們應該已經瞭解生命中有很多事件並非我們多數人能掌控的。我們買保險，預備了退休金和養老金計畫，發展了特殊技能以確保有工作可做，結婚組織家庭好永遠不是孤單一人。我們做了這麼多，為的就是在生命中建立出秩序以掌控人生。就某種程度而言，我們的確成功了。然而我們也知道，這個世界在任何時候都有可能會陷入混亂中。大自然的災害、人為的禍亂、意外事件、婚姻破裂、換老闆、別人改變想法、股票下跌、貨幣價值下跌等，所有這些都不在我們的控制之中。

但如果你能控制自己對所有事物的**反應**，那會如何呢？你沒有辦法控制全世界，但你能控制自己。你可以控制自己對外在事件變化的反應。你可以學會不受內在或外在發生的事所攪擾。現在的問題是，我們要如何覺知到這些讓我們製造出失衡狀態的、細微的心理處理過程？我們需要瞭解製造壓力的相關過程。

首先，我們應該要建立起情緒壓力的有效定義。那就是：**情緒壓力是心理歷程（mental process）的結果。這是一種自主神經失衡的狀態，由感知到某種威脅、疼痛或不適的反應而產生。這個感知與對特定感覺刺激的解讀相關，而此解讀則是受到過去痛苦記憶的渲染或架構。這個感知同時也會與「預期此痛苦在未來會因為現在感覺到的刺激和環境狀態，而再度發生」有關。若情緒壓力受到猶豫不決的餵養，就會沒有能力去解除威脅。**

「心理歷程」的意思是，壓力的主要來源，存在於我們內在的狀態中。當我們專斷地（但不見得是有意識地）對自己世界中的某些暗示給予過多的注意，而不夠注意其他暗示時，實際上就是對我們期望的生命經驗做了設定。而當事件不如預期時，我們往往會感覺受到威脅、生氣或失望——也就是壓力。近代心理學就披露，我們會主動地設定自己的感知機能，只去揀選我們相信、需要、欲求、恐懼，或被制約去「看」的（這稱為選擇性的感知）。我們的情緒、需要和過去的制約，幾乎完全主宰了我們使用感知機能的方式。更甚的是，我們將新的感知組織進入依據過去學習經驗（制約）而形成的類別中。因此，我們傾向於持續地強制執行原有的設定。換句話說，我們是以某種自我制約的方式在看待這個世界。但我們通常不會覺知到心理的組織能力（或是篩選機制），因為這種覺知需要經過訓練，才能注意到這個過程。

比方說，如果某人手上有一疊撲克牌，其中方塊是紅色的，心形是黑色的，如果他快速地將撲克牌在我們眼前閃過，我們多半會看到紅色的心和黑色的方塊。在實際進行這個實驗時，很多人都無法改變他們心中受到制約的分類，使得他們無法讓自己「看到」撲克牌真正的樣子。同樣的道理也可以在運動比賽中看到。兩組球迷，分屬不同的球隊，通常會對正在發生的事有著不同的看法。在有爭議時，每一邊都很肯定知道自己看到了什麼。再一個預設條件的例子就是，我們相信自己的同事是很積極地在與我們較勁，即使實際上並不是如此。我們傾向於忽略（或不去感受）那些與我們的認定不符的行為，並將其他行為解讀為證明我們想法的證據。

若我們的同事是真的在和我們競爭呢？我們會感到受威脅，還是沒有安全感？我們真的會認真看待這件事嗎？如果我們具備安全感和自信，就會因此感到興奮，或可能選擇完全不去在意。另一方面，如果我們將他的行為解讀為可能的威脅，我們就會以憤怒、侵略性或恐懼來回應。他實際的行為已經不是重點，重點在於我們如何看待他的行為。

同樣的道理，我們創造出自己的所有恐懼（伴隨著其他導向壓力的情緒騷動）。同樣地，自我貶抑（self-deprecation）似乎也是造成自主神經失衡的主要因素之一，特別是在副交感神經方面的失衡。例如，假設你打翻了早餐桌上的一杯柳橙汁。你心裡的立即反應是，喔，我真蠢。你嚴苛地論斷自己，可能是因為憤怒或羞窘，而當下你就製造出壓力了。但整件事不過就是一杯柳橙汁被打翻了而已。生氣、羞窘或其他你所感受到的，只是你對事件的解讀結果，而不是事件的本身。不過這樣的解讀，對於你怎麼看待自己（以及你的壓力程度）具有數個重要的意涵與結果。

當有人批評你的工作，或給你「一定要」達到的截止期限時，你的心裡在想什麼？當這樣的事發生時，你是否覺察到自己心裡的預設，是否覺察到這些預設的結果？我們多數人都覺得自己在受壓力狀態下的表現還滿酷的，我們的情緒反應也相當成熟。但悲哀的事實是，通常我們很可悲地覺察不到自己的心理是如何塑造出我們的反應，不知道心靈花了多少時間給自己製造問題。我們遭受到的恐懼與懲罰，通常不是來自會威脅生命的事件，而是日常生活中碰到的雞毛蒜皮小事的干擾。

要把我們所有經歷過的恐懼都加以分類，是一件不可能的事。害怕失敗、被拒絕、「被發現」等，不過是冰山一角。對財務、時間和截止期限壓力的恐懼，則是更細微的危險。還有別人是怎麼看待我們、我們的工作或家人，也是恐懼的一部分。害怕「別人」的意見這件事，事實上或許是我們為自己創造出來的最大「威脅」，其次就是我們對自己的負面批判。這些想法極為常見也極為細微，以致我們無法認清自己為了生活在某種完美之下，而讓自己承受龐大的壓力。「犯錯」太常因此而輕易地成了自笞（self-flagellation，又稱自我鞭打或自虐）的「鞭杖」，而我們也失去了因「犯錯」而得以學習的好處。所有這些恐懼和論斷等種種，在身體裡製造了壓力，並使身體持續保持在這樣的壓力狀態中。我們對這些狀態的無感，實際上並不會消除這些狀態；我們只是容許這樣的狀態在無意識的狀況下繼續運作。

## 內在對話

雖然我們不太會去注意，但想法、影像、感覺和感受等，這些似乎永無止盡、不斷流動的心理活動，隨時在我們心裡進行著。這類活動可以演化成內在的對話，同時也就是在這個階段，我們容許心靈製造出壓力。當我們容許自己的思考膠著在恐懼、憂慮和批判上，以及當注意力迷失在過去的記憶或對未來的幻想上時，壓力就產生了。這樣的心理活動本質上是毫無用處的，它是由對未來事件無止盡的揣測（通常是各式各樣的問題），和對過去事件（通常是各式各樣的「早知如此……」）不斷地重建。對於現在和當下反而未給予絲毫的關注。不幸的是，我們多數人在大多數時間都這麼做。

從內在對話中產生的第一個困難點，在於對話的內容，或說是我們的思考。皮質處理過程對我們的生理事件具有控制力，這是已被記錄的事實，但這個事實的含意卻從未受到評估或瞭解。舉例來說，我們知道想法或影像可以改變我們身體。這些改變可以是很溫和的，例如當我們想到做運動時，血壓會微微上升或心跳會微微加速，以及想到或聞到食物時口水會增加。較為戲劇化的生理改變，會透過催眠式的建議所誘發。更驚人的則是一些被報導的偶發事件，例如，一名嬌小的女性將壓在她孩子或老公身上的車子舉起來，有人獨自將整台電冰箱從火場中扛出來。這些情況指出皮質活動的力量透過想法與影像來啟動，進而導引及改變生理事件；而愈多的情緒能量加入指揮時，事件就會更加戲劇化。

你可以試著做一個小實驗。把你的食指和大拇指合成一個圓圈。請一位強壯的朋友將他的兩隻食指穿過這個圓圈，扣住你的這兩隻手指，試著拉開這兩隻指頭。在此同時，你則是盡力不要讓他把你的手指頭拉開。想當然的，朋友會成功地把你的手指頭掰開。

現在，你將手放鬆一、兩分鐘，然後再試一次。但這次，將你的眼睛閉上，清楚地想像你的食指和大拇指之間抓著一隻美麗的大帝王蝶。如果你把蝴蝶抓得太緊，就會壓碎牠的翅膀，害牠死掉。你若抓得不夠緊，蝴蝶就會飛走。因此你要讓手臂、手腕和手非常地放鬆，食指與大拇指之間略微地分開。當影像非常清晰時，點點頭讓朋友再試著分開你的手指頭。不管發生什麼事，你都要專注在抓住這隻蝴蝶上，不要放手。

如果你在心裡能夠清楚地維持住這個影像，就會發現朋友無法分開你的手指頭。如果有另一位朋友可以在旁邊不停地說：「抓住那隻蝴蝶，抓住那隻蝴蝶！」將會更有幫助。這樣的建議有助於強化並維持你心中的影像。

現在，停下來想想你記在心中的影像和建議，特別是那些與明顯的情緒力量相關的部分。如果你好好地進行了剛剛的實驗，你就會更瞭解那些對我們身體產生極強效應的思考與影像。當我們想到（或想像）可怕的事即將要發生了，身體會以激發來回應。如果我們總是重複負面的思考，身體就會以沮喪來回應。當我們想起誰曾欺騙我們時，身體的回應是憤怒與激發。這類的皮質活動一直在進行，也就因為如此，我們自己的思考和想像，就會導向情緒的困擾與壓力。皮質活動的力量就是建議的力量，而當我們總是建議自己處在恐懼和負面的狀態下時，可憐的身體也只能以壓力做為回應。

不只是我們所想的，「我們不斷想著」的這個事實也是很重要的。持續重複恐懼和負面的思考（像是擔心和憂慮），會維持這個警示的反應。當我們產生恐懼的想法或做出負面的批判時，若能讓這個想法或批判停止而不再繼續，那麼從下視丘產生並送達自主神經系統的短暫刺激，可能會導致輕微的警示反應，但反應時間會很短暫，身體可以靜靜地回復到平衡的狀態。

但當我們持續重複可怕或負面的想法和影像時，不僅會造成更大的神經刺激，還會啟動包括了內分泌機制的慢性壓力反應。我們的生理反應因而更加涉入其中，此反應也會更普遍且更具破壞性。生理反應會回過頭來刺激產生更多的皮質活動，然後自我建議和生理活動的惡性循環就接踵發生。最終結果是持續的失衡狀態，導致部分系統崩潰，疾病就產生了。

這種情況會重複發生，是因為猶豫不決，或說是在衝突或想像有可能啟動更加延長的壓力反應之前，無法即時決定如何做及如何處理衝突。而容許猶豫不決狀態產生的原因，是缺乏意志力，或是分辨、決定和執行決定的能力。當心理歷程牽涉到某些一再重複發生的焦慮時，經常產生壓力的習慣就形成了。這樣的習慣會更加削弱決斷力或意志力。因此，當我們允許內在對話製造出失衡時，同時也會透過削弱自己的決定功能，不去解決此失衡狀態，而傷害自己。如此一來，壓力便會導向更多的壓力。

這應該能讓你一窺內在對話是如何替你製造問題。問題發生的原因，來自你的自主神經系統無法在概念上區分過去、現在與未來。每當心裡有個想法時，神經系統就會回應此想法，視其為當下的實際事件，而引發因為這個想像而產生的行動，並調整身體做出行動來反應。當有愈多情緒涉入這個想法時，身體參與的程度就愈強烈。

例如，當你在讀這本書的時候，如果注意力不集中，想到明天你需要去店裡買三・八公升的牛奶，你的身體在當下就會因為要去買牛奶的動作而調整設定。但因為我們的情緒並不會膠著在買牛奶這件事上，精力幾乎不會被投入到這個設定當中。所以儘管這個想法會在呼吸及腦波模式上產生極細微的變化，在身體上則幾乎對此無動於衷。另一方面，如果你想到的是兩天後國稅局要來查帳，比較多的激發刺激或許就會被設定入身體中。如果這時你是被連結到某種可記錄生理反應的精密儀器（像是腦波儀，或是測量肌肉緊繃狀態的儀器）時，技師就會測量到相當驚人的改變。這都是來自激發機制在應對具高度情緒內容的特定心理影像時，所出現的反應。

因此，當影像與感受在過去與未來事件的想法中流動時，身體就會不斷地受到設定而去產生行動。然而，源自這些想像而被設定的行動，無法被現在的這個身體來演出。例如，你可以想像自己在身體或言語上反擊某人，但除非你正在想的這個人就在面前，或是時機剛好到了可以進行這樣反擊時，否則這個反擊的設定就無法被完成，而反擊的影像所蓄積的能量也無法被表達出來。結果，就是這個設定和能量，被以緊繃的方式鎖在身體裡，也就造成了壓力。像這樣無法將心理想像所設定的行動呈現出來（或缺乏身體、心靈與行動的協調），是發生自主神經失衡的主要因素。

舉例而言，一個人在許多種情境下都無法表達憤怒。有可能是因為他覺得不合宜，或是他因為憤怒而感到羞愧，覺得自己的憤怒是毫無道理的。這樣的原因可能甚至是毫無意識的，也許是在久遠的孩童時期被塑造出的態度。不管是什麼原因，這個人不是清楚地說「我生氣了」，或以其他適當的公開方式表達出憤怒，反而是微笑帶過或繼續手邊的工作，不加以回應。而這就導致了壓力。

儘管我們不常覺知到心中的內在對話，但只要一點點的反思就足以達到效果。我們都知道過度活躍的心靈會讓我們睡不著，也會讓我們精疲力盡。另一方面，費力的體能運動或工作會讓我們疲累，卻仍感覺精神振奮。我們都曾經歷過當心思完全沉浸在所做的事上時，會忘卻時間，當下我們是被手上的事完全占據了。這有可能是劈柴、玩球、讀書、鑽牙之類的事。當我們做完後，可能會感覺疲累，但那是一種極度滿足的疲累感，因為在那段時間裡，我們長期的焦慮和煩惱都被拋在一邊。

把這樣的情境，和你坐在那邊一整天擔心什麼事就要發生的狀態，做個比較。你試著要工作，但心靈一直回到老窠臼；不去專心，反而一直東想西想，以各種不同角度重溫所有的錯誤和傷痛。在一天經常性的壓力和憂慮下，我們都感覺過那種拖泥帶水、讓人灰心喪氣的厭倦感。體能運動和努力工作，讓身體疲累但心靈清楚。而因心理緊繃所帶來的疲累，則會讓心靈和身體都緊繃而未盡滿足。

心理疲累是注意力集中的結果。當你的心靈專注在現在、此時此刻之際，心靈、身體與行動之間毫無矛盾。你會變得更加沉浸在所做的事上，不管是計畫下一波的廣告宣傳或是複雜的帳務問題，或是決定孩子下學年要穿什麼上學。你注意力的焦點不會失焦或暴走，處理問題的能力也會受到專注力的強化。

但當你的心靈偏離到某些過去或未來的事件時，你就失去了注意力的焦點，接著經由胡亂的聯想，你就可能因為預期某些問題的發生而給自己製造壓力。「記憶」給予了我們想起那些會造成生理或心理痛苦的情境的能力，而想起這樣的痛苦，使得我們預期這樣的痛苦會在未來重複發生。所以，經由這種對痛苦、焦慮、負面回饋，或在社會上受輕視、不認可的種種預期，我們啟動了警示機制，對身心製造出壓力。而如此當然就替我們製造出更多問題，甚至會干擾我們在當下行動或思考的能力。

例如，性行為是與注意力的集中緊密相連的。通常由於性帶來的愉悅感十分強烈，我們的注意力會因此完全集中在正在進行的行為中。注意力的集中強化了愉悅感，所以我們會享受性行為。但我們也都有過在性行為過程中，將注意力放在其他方面上，被其他事完全占據的經驗。性愛的結果差強人意——是夠愉悅，但不是那麼強烈與盡善盡美。事實上，一個人可能會被其他想法占據到完全無法進行性行為。舉例來說，幾乎所有男性性功能障礙的案例，原因皆是在性行為的過程中，注意力被其他想法占據而造成的。比方說，如果一名男性害怕自己無法進行性行為（很可能是因為想起前次失敗時所帶來的極度難堪經驗），他的心靈膠著在過去的事件並憂慮此事會再次發生，便進而將該可能性實現了，性行為也因此不可能發生。這全都肇因於他的內在對話模式，以及這些模式在他身體上產生的效果。

武術是個心靈專注在此時此刻，可避免焦慮與壓力的絕佳例子。武術的主要構成元素，在於持續專注在眼前的當下。不是去預期即將要發生的，只是全然的接受現在正在發生的。由於沒有預期，也就沒有恐懼。因此在當下現實中，心靈與身體上具創意又具決定性的回應，就不會受到壓力和緊繃的干預。

## 關於無意識的問題

多數人極少花時間注意思緒的流動，通常在「戰鬥或逃跑」或負鼠反應運作時，也不會覺察到。**我們受壓力之苦的原因，是因為對於「心理和生理的習慣與模式，總是使身體和心靈處在持續的激發狀態」絲毫不敏感的緣故！**只有當壓力達到痛苦的臨界點時，大多數人才會容許自己去覺察。但到了那個程度時，要避免任何後果都太遲了。如果你能對某種情緒較為敏感，就可以在它變得無法處理之前先覺察，並有機會選擇是否要採取必要步驟，以將能量導向較有助益且容易得到滿足的模式上。

讓我們用一個比喻來說明清楚。還記得小時候曾跑下長長的山坡嗎？記得那個帶著你往下衝的動力，以及到了某個特定點幾乎不可能停住的狀況嗎？記得當我還小的時候，田野間有個小丘被我們叫做草地。在草地下坡的三分之二處，有一條從上方看不到的水溝被長草給遮住了。老實說，除非你是在通往大片泥地的急降坡前幾十公分以內，否則是看不到這條水溝的。

以前我們常常會帶鄰近不同區域的朋友到小丘頂上，然後大叫：「比賽跑下坡，輸的是小雞！」然後開始往下衝。衝到離水溝六十公分遠時，速度已經變得很快了，然後來自別區的那位可憐朋友就會看到眼前的那條水溝。他的反應是什麼？這在情緒上是完全矛盾的！他不想要跑下懸崖進入爛泥中，但他無法制止住身體帶著自己往前衝的動力。想當然爾，我們都知道那條水溝，所以是跟在他旁邊跑，但已經準備好在最後一分鐘轉頭，看著他掉進水溝裡。

這個比喻就是發生在我們心裡的狀況。我們不想要生氣或恐懼，但是在某些情境下，我們的情緒很強烈，而當我們感覺到或願意承認時，就已經失去對情緒的控制了。情緒的反應無法被導引到其他地方。我們最多只能隱藏這個情緒，但相對的就要付出壓抑或制止的代價。

這種情緒習慣所具有的製造壓力的力量，是不容否認的，然而不幸的是，極少人曾有系統地開發內在覺知力，到足以從這些細微過程中解脫的程度。不過，增進直接的感官、經驗或覺知，可以自然地導向更大程度的選擇性與控制。就如我們在童年時所發現的，如果可以從小丘頂上看到水溝，就可以輕易地引導我們的動作（能量），而不會產生任何衝突。

讓我們做個實驗。請你暫時停止閱讀，閉上眼睛並安靜地坐著。現在將你的注意力轉到自己的身體和肌肉結構。你的下顎是咬緊的嗎？是否感到頸子後方的緊繃向下延伸到肩膀？腿部的肌肉是否拉緊？你的上眼皮是否眨動著？

即使你正在進行某些通常被認為是放鬆的行為，像是閱讀，仍然會因為身體習慣的制約而處在緊繃的狀態中，尤其是身體的肌肉。一旦你身體的系統對此變得習以為常，就會強烈地傾向保持在這樣的狀態中，即便最初的刺激已不復存在。更細微的是，下意識中頑固的情緒模式會一再地將身體設定在緊繃的狀態中。當身體習慣處在壓力模式中時，就會不斷重複此模式，直到比較有助益的模式被運用到足以將之取代為止。同樣的道理也適用在下意識中的情緒模式上。

但是我們有能力訓練自己去選擇行動和反應，而不僅是重現過去的情境；對多數人來說，並不需要心理治療和深度分析。儘管我們的恐懼、焦慮、負面評斷、憤怒等諸如此類的問題，的確是深植在無意識中，但我們仍有可能將這些問題慢慢地帶到直接的意識經驗內。溫柔地面對這些問題，可以帶來有意識的控制。我們都有這個與生俱來的能力。

藉著瞭解心靈的「注意力」功能角色，我們可以學會正面地運用激發和抑制機制。當我們沉浸在眼前的工作上時，當所有的注意力都集中之際，專注力會避免心神分散，而預期的思考模式或記憶就會幾乎絲毫不受到注意。如此一來，身體就不會收到矛盾的訊號，而去為了與當下不符的狀態做準備或採取行動，也就不可能會無法完成當下的工作。如果當下的工作造成了充滿壓力的狀態，就可以立刻被覺察到，讓人可以適度地回應該刺激並回復平衡。

因此，當我們接受了具挑戰性的工作，而有失敗的可能性時，心靈不會膠著在失敗的可能性上，而會是在手中的工作上。即使身體可能處在緊繃狀態一段時間（如踢足球或是性行為），工作一完成就表示激發機制的終了，而心靈的放鬆會讓身體跟著放鬆。挑戰被你完成了，你採取了行動，而其結果（成功或失敗）也被接受，此經驗會被記錄下來做為未來參考使用，接著就被「忘掉了」。注意力轉向下一個手中的工作，而下一個工作極有可能會讓心靈和身體獲得休息。

所以，如果一個人能將注意力放在眼前的工作上，自主神經系統就不會維持在失衡的狀態中。這麼一來，心理想像對身體發出的要求，會與表達的機會相符合，自主神經的律動也不會受到干擾。設定的行動與身體的狀態同步，讓人的能量可以充分表達，也讓心靈、身體與行動協調平衡。這樣專注的協調，能讓交感神經（激發）或副交感神經（抑制）的主導有正面的運作。

另一個避免壓力的方式，是在交感神經與副交感神經的活動之間，取得動態平衡（homeostatic balance）。這發生在當一個人忍住不對自己的感知發出評斷回應，而只將注意力放在意識的流動上。當這樣的狀況發生時，那個去思考將要發生什麼事的想法會被暫停，而一個人只會單純地將注意力放在內在的心理感知歷程和外在的事件上，或只是擔任過程與事件的見證者。換句話說，一個人會從分類、反應和理智的存在模式，轉換成原始、感官的存在模式。

這樣的狀態能消除心靈對身體的過多設定，減少身體的緊繃，且同時不會有過度的抑制需求。結果就讓交感神經與副交感神經達到了一種類似休眠的恆定狀態（或均衡、平靜），或幾乎是跟休息時的心跳一樣穩定。這樣的狀態被描述為「高感知覺察」，且未附帶生理激發所增加的負擔。很不幸地，在我們的社會中很難找到這樣的狀態，但這是可以辦到的。透過訓練及練習，將可以開發這個技巧，我們會在後面的章節講述。

在這邊要記住的重點是，當我們覺察出自己在對自己做些什麼時，就有控制自己心靈的力量。接下來是增加我們對心理／情緒，以及身體和行為習慣的瞭解，這些是根植在無意識中，而我們正是必須要在此處（無意識）取得對壓力的掌控優勢。

# 第4章　習慣與慢性壓力

STRESS

我們已經知道慢性壓力是一種慢性的神經失衡，且因為我們的行為、生理和心理的習慣而持續下去。常態的壓力層面起源於未受訓練的心靈，它尚未發展出決斷的力量和習慣，結果就造成了保留住內在對話和維持壓力的常態，或是失衡的狀態。當一個人一再重複特定的行動，而此行動與某種焦慮相關，那麼他就創造出一種習慣，成了常態壓力的來源。這樣的習慣將讓人覺得失去控制，然後欠缺自信，最後接受壓力成為「正常」生活的一部分。這種「無助感」是慢性壓力的主要元素。我們接納了壓力，接受其為生命中必要的邪惡，提供給疾病的舞台便架設完成了。

一項由美國內布拉斯加大學醫學中心的約翰．哈維（John Harvey）博士展開，接著由喜馬拉雅機構（Himalayan Institute）延續的研究工作，提供了我們那些處在常態壓力下的人如何反應的例子。在哈維博士的研究中，把具壓力性的任務，如數學問題，交給研究對象處理，並在過程中安排休息時間。研究對象被連接到回饋儀器上，在他們處理問題的過程中，哈維博士持續測量研究對象額頭肌肉的緊繃度變化（在臉部所有肌肉中，此處是最佳的緊繃指標位置），以及指尖皮膚的溫度。肌肉緊繃度是隨意肌肉活動的指標，而指尖皮膚溫度則是交感神經（激發）與副交感神經（放鬆）活動的指標。指尖的皮膚溫度愈冷，交感神經的活動就愈大（這是激發升高的一般指標）。

該項研究辨識出三種類型的對象：維持常態壓力的多種激發型，維持常態壓力的多種退縮（壓抑）型，以及能夠放鬆與控制反應型。前兩種皆表現出與壓力相關的症狀，如頭痛、憂鬱、失眠和消化問題。在圖4-1中，點狀線條代表各類交感神經類型慢性壓力（戰鬥或逃跑型激發）者的典型反應模式；實線代表較能應付壓力，表現出較少壓力症狀的典型反應；虛線代表各類型副交感神經慢性壓力（負鼠反應、壓抑退縮）者，表現出退縮與沮喪的典型反應。

激發型慢性壓力者，一開始會呈現出比其他類型較高的肌肉緊繃度和較低的指尖溫度。他們對壓力情境的反應較為明顯，顯示出過度的激發。但更重要的是，當他們在休息時間被允許可以放鬆時，仍無法回歸到原先

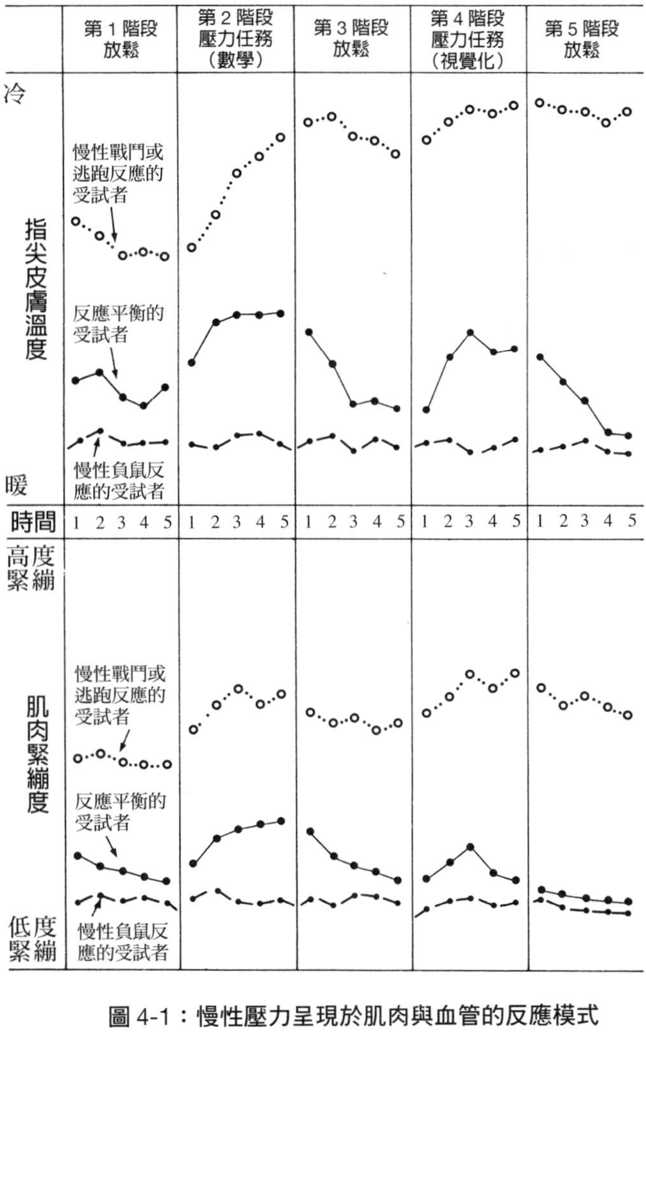


圖 4-1：慢性壓力呈現於肌肉與血管的反應模式

的啟始狀態（基準線）。這指出了壓力逐漸升高的惡性循環，以及在放鬆階段較高度的緊繃。也就是因為無法重新平衡自主神經系統（這一類型是指釋放激發），以回歸到對慢性壓力來說極為重要的平衡（較平靜）狀態。

另一方面，苦於慢性副交感神經失衡（負鼠反應）的人，於測試開始時的肌肉緊繃度非常低，指尖溫度比較溫暖。這表示是受副交感神經主導，測試對象對具壓力的工作反應度極少或毫無反應。簡而言之，他們顯示出極少的激發能力。這樣沮喪的反應（無法以激發來平衡壓抑退縮的能力），跟反方向的極端反應一樣具破壞性，因為這兩者同樣因欠缺平衡的能力而具備慢性壓力的特徵。

能夠以適度的放鬆來平衡激發的人，展現出一致的平衡模式，在各方面也表現出健康程度的功能性。這些就是具有較少壓力相關症狀的測試對象。他們的肌肉緊繃度與皮膚溫度模式，反應出重新平衡自主神經系統的能力，使其免於慢性壓力問題。

我們的生命是由許多會觸發自主神經反應，具壓力的工作和事件所構成的。這些可能是環境上的、生理上的或情緒／感知上的。當我們回應不同事件時，會改變內在的壓力程度；內在壓力程度會因為我們如何處理事件而隨時上升或下降。如果我們無法讓系統重歸平衡，在當下就會開始受到慢性壓力之苦。接著，當我們逐漸習慣了愈來愈高程度的激發，或是消沉的功能狀態，壓力的陷阱也就設定好了。

因此，最具破懷性的壓力類別，不是壓力程度的突然改變，而是因為我們未曾覺察（及未能重新平衡）自己的自主神經反應，讓我們所保持的習慣模式日復一日地損耗及折磨我們的身體。壓力的確多半是由我們如何定義、感受及解讀自己與這個世界的關係而產生的，但這個過程是來自習慣，而我們正是透過這些習慣在維持著壓力。所以，若要瞭解、控制及消除慢性壓力，就一定要覺察出維繫壓力的行為、生理和心理習慣，並加以改變。

## 習慣是無意識的行為組織

人類很早就知道自己是習慣的生物，而行為則是受到愉悅與痛苦所制約塑造而成的。因此，人類會去尋找令自己愉悅的事物，避開會造成痛苦的事物，並在這樣的過程中發展出習慣。在過去五十多年來，行為科學的發展引導出對那些掌管形成習慣（或行為）的許多原則與法則的系統闡釋。比方說，我們知道特定的正面強化（獎賞或愉悅）的模式（稱為「程序」〔schedules〕），會誘發非常強而持續的行為模式。但我們也知道其他的正面強化程序，會塑造或制約出持續性沒那麼強，或是可以輕易地被解除制約的行為模式。

在這裡，我們的目的不是要重複或總結行為主義的發現或哲理。我們只需要在實際層面上瞭解習慣是什麼、習慣如何運作和影響我們，以及如何讓形成習慣的有力工具能受到自己有意識的控制。簡而言之，我們需要知道，如何更有技巧地運用形成習慣的力量。

我們都瞭解習慣是非常具有目的性的行為，受到組織（塑造、制約）以存在於特定且一致的範圍之內，並可以在不需意識的控制下有效運作。「習慣」會透過制約的（學習的）過程而成形（組織），不管是有意識（如學習如何駕駛車輛）或是無意識（如大多數的情緒和態度習慣）。後者多半是由父母和社會塑造而出。在瑜伽心理學中，這個過程同樣會受到學習，不過是在更細微的層面。例如，形成習慣的控制元素——痛苦和愉悅——就被視為來自感官與感官對象（物體）的接觸。因此，內在感受能力之間的互動，就扮演了決定習慣及控制習慣的重要角色。

習慣的形成是心靈非常有力的工具。其本身不好亦不壞，但就像我們視覺的工具或運用雙手及手指的能力一樣，形成習慣的能力可以產生正面的結果（像是良好的駕駛習慣），或是有害的結果（像是吸菸）。我們所做、所想、所感覺和感受的每一件事，幾乎都是受我們的習慣所影響或控制。換句話說，我們是自己制約下的產物。

這種制約是如此強烈，以致我們的內在行為受到習慣、人格特徵和怪癖所導引；因為情緒的習慣，會形成我們內部器官和肌肉組織的生物化學與結構習慣。例如，姿勢的習慣會影響我們態度的習慣，反之亦然。（肯恩・戴特沃德〔Ken Dychtwald〕所著的《身心合一：探索肢體心靈的奧妙互動》〔*Bodymind*〕一書，對此關係做了詳盡的討論。）除此之外，我們的習慣會與彼此互動，為行為提供一致的模式與一致的結果，也就更強化了習慣行為。換句話說，我們每日的活動，就算不是只倚靠習慣，也會主要是透過習慣來進行的。

我們吃什麼、何時吃和怎麼吃，都是由習慣來決定。我們所有的技能：打字、玩手球、管理、升火等，皆是由習慣決定和控制。性行為由習慣所控制。我們選擇的朋友、做的工作、穿的衣服，都是由習慣所控制。當然，我們的行為也牽涉到其他因素。我們體質的組成和周遭的環境，也提供（大多時候是限制）了我們所能做的基本潛能。（比方說，無論我們多麼努力練習，都可能永遠無法單靠揮動手臂就能飛行。）

但形成習慣的工具，終究是我們生命中一個無孔不入且有力的決定因素，而且可以是非常有用的。習慣可以將需要進行一項工作的努力減至最少，建構內在與外在的環境，並提供穩定性，讓每日的活動有秩序、有效率地進行，讓我們的生活有技巧、有用處。但習慣也會毀了我們。

我們都知道，發展出來的一些習慣會有嚴重的後果。服用藥物、不良的駕駛和飲食習慣，只是其中數個較明顯的例子。精神治療師治療因態度、情緒和行為習慣所造成的焦慮與憂鬱問題。牙醫師需要處理因不良的牙齒保健和飲食習慣所造成的破壞。醫師嘗試緩解不良健康習慣而造成的症狀。幾乎每個人都因習慣而蒙受慢性壓力之苦。因此，在知道習慣可以幫助或傷害我們之後，我們必須學會如何控制形成習慣的潛藏力量，並消除那些會對我們造成問題的因素。

## 無意識是習慣的家

習慣的目的在於讓我們發展出可在無意識狀態下進行的技能（無意識

指的是非直接的意識，包括潛意識）。我們的心靈可以因此專注在更重要的活動上，而不需要將注意力放在那些可以由習慣動作完成的事上。

掌管啟動習慣模式的原則與法則，已經由巴夫洛夫（Ivan Petrovich Pavlov，1849~1936，俄國生理學家）、史金納（Burrhus Fredric Skinner，1904~1990，美國心理學家）等人有系統的闡釋；但他們僅將之應用於無意識層面下的行為而已。因此，不管哪一種環境狀態是特定習慣反應的刺激（或是「增強後效」〔reinforcement contingency〕），該狀態皆會在無意識下控制該習慣反應的啟動。當行為模式（或習慣）是受到環境刺激所控制，那麼受習慣所控制的個人也會受到該環境刺激的控制（增強典範〔reinforcement paradigm〕，或是痛苦與愉悅）。

舉例來說，你可能已經深植了「自認為無能」的習慣。這個從小學到的態度處在無意識中，而你並未完全覺察到這個習慣的構成。但是每當有人質疑你的判斷時，你會以憤怒或激烈的態度回應，以邏輯和更激烈的爭辯來壓倒質疑者。這種反應的強烈程度毫無道理，直到你發覺自己的感知實際上是受到無能感的渲染，以致雖然對方並無此意圖，你卻將之視為威脅。這當然就刺激了自主神經的激發，而你這個「備受威脅的」感覺，強化了自己常態壓力的程度，但你卻絲毫沒有覺察行動背後真正的原因。

在無意識中的情緒習慣，成了壓力的主要來源，而我們也經由各種身體的習慣在維持這個壓力。好比說，對一個每次的晚餐都以破紀錄的時間囫圇吞下的人而言，只要有食物放在那邊，就成了快食習慣的刺激物，即使根本沒有時間上的限制也是如此。

身體同樣也會發展出習慣，並存在於無意識中。例如，緊張型頭痛是慢性咀嚼肌（下顎）緊繃的結果。造成咬緊下顎的心理原因可能早就消失了，但緊咬的習慣仍舊存在，持續地造成肌肉的緊繃，最後導致頭痛。一個人只有在常態壓力造成疼痛後，才會覺察到慢性緊繃，到了那時，大多數人儘管感覺到頭痛，卻仍無法覺察到下顎肌肉的緊繃。

不同的習慣模式，可能是完全不同的強化和刺激所制約運作的結果。

這些模式可能是由完全不同的原因所發展而成，也可能有著全然不同的心理因素牽涉其中，但都享有一個共同點：那就是它們皆是肇因於無意識心靈，也在無意識心靈中運作。也就是說，無意識心靈操控著有意識的心靈。

如果一個人能全然地覺察到正在發生的模式，所有的習慣和行為就能受到控制，因為習慣所控制的行動（行為），僅限於可在無意識層面中運作的行為。當一個人意識到自己的行為時，就可以有意識地選擇不按照舊模式行動，而不是讓習慣自動地決定行為。

不過，覺知力必須是經常性且完整的。部分的覺知只會帶來片面且大多是互相矛盾的控制，因為有意識的心靈想要一種行為，而無意識心靈卻設定了不同的行為。任何一方受到較高的情緒灌注，或是說能量，就會決定行動的方向。只有全然的覺知，也就是直接的經驗覺知和習慣模式的知識，才能讓人發展全然的控制。

當一個強迫進食者變得過度緊張時，就會開始吃東西。他把自己吃東西的原因歸咎在肚子餓，但這個「飢餓」並不是真正與食物有關，而是在高度緊張下的制約反應，而進食暫時降低了緊張的程度。不幸的是，吃東西永遠無法消除壓力，因為「吃」實際上滿足的是真正的飢餓刺激，或是對養分不足的反應。不過在無意識的層面上，其他天性的被壓抑感受會與「吃」產生關聯性。例如，壓抑的性需求，以及相關的罪惡感、欲望等其他種種，都是這總合的一部分，並持續製造出干擾，緊接著的當然就是常態的壓力。

讓我們假設那位強迫性進食者有點覺察到自己的壓力，也發現到自己是用吃來減輕壓力。身為一個明智的人，他決定停止自己強迫性的壓力進食行為。接下來發生的將是不斷的戰鬥：一方是他良好的意圖和意志力，而另一方則是他吃東西的習慣（現在他對此愈來愈有覺知），以及被壓抑的性感受（這部分他還沒覺察到）。

那位強迫進食者開啟了重要的開端，但也只是開端而已。他可能會持續產生矛盾，除非他意識到這被壓抑的性感受和源自此壓抑的經常性壓力等內在情緒怪癖。換句話說，他或許已經停止了自己的強迫進食，但停止強迫進食並未讓他從壓力中解脫。

無意識的矛盾似乎永無止盡，而這些矛盾是未被認識的壓力來源；不幸的是，大多數人尚未發展出能有意識地覺察這些無意識矛盾的必要敏感度。這也是我們持續受慢性壓力之苦的主要原因。我們的焦點放在外在的世界，徒勞無功地試著控制那些刺激自身習慣的情境，成效卻微乎其微。然而，真正需要去做的，並非控制環境中永無止盡的事件，而是要反其道而行。我們需要控制自己對環境的反應。要去控制世界是不可能的。世上唯一的真實就是變化。你怎麼能控制變化呢？

另一方面來說，藉著適當的自我訓練（及覺知的擴張），我們可以控制自己對世事的反應並對此反應負責。這是消除壓力的關鍵。我們現在必須要瞭解可以如何改變自己的習慣模式（維繫壓力的習慣模式），以便消除壓力。

## 導致慢性壓力的習慣

我們的心靈、身體和行為的功能，皆有著連帶關係，時時相互影響，以動態的過程互動。我們並不是由分離的機械組件拼湊而成的。當我們飢餓時，就會吃。而我們所吃的以及如何吃，皆會影響我們如何感覺和思考。我們的姿勢反應出我們的情緒，而我們的情緒則影響了我們的姿勢。如果你想要自己體驗看看，試著駝背走路幾個小時，看看你的心靈會有什麼反應。

我們整體的存在，都是由複雜、互賴互助和互動的流程所構成。因此，習慣性的行為也就與壓力相關聯。習慣性的行為反應出充滿壓力的狀態，也強化並擴張壓力的狀態。舉例來說，當我們變得緊繃、憤怒或恐懼時，會緊繃住頸部與肩膀的肌肉。當這樣子的緊繃狀況發生上千次後，肩膀和頸部的肌肉就發展出慣性反應，那麼任何的刺激，就算是很輕微的，也會立刻觸發肌肉組織的習慣性緊繃反應。如此一來，頸部和肩膀的肌肉就維持著經常性的緊繃，但這樣的緊繃並不盡然是因為一個人總是處在高度壓力的狀態下，而是因為肌肉已經養成了緊繃的習慣。更甚的是，這些肌肉將訊號回傳到心靈，讓身體準備行動，然而實際上並沒有行動的需要。心靈接收到「準備好，有事情要發生了」的訊息，雖然未視之為危險，但仍舊會感覺到擔憂和懼怕。

不過，藉著在行動時覺察自己在做什麼，我們就有機會採取不同的行為，開創出設定朝向放鬆而不是緊繃的行為。比方說，通常我們在感覺到僵硬或疼痛前，不太會去覺察到肩膀的緊繃（或是任何部位肌肉的僵硬）。然而，在察覺到之後，要避免不適感已經為時太晚了。如果我們在肌肉開始產生緊繃時，就能敏感地察覺出來，便可以輕鬆且即時地採取必要行動來停止緊繃的過程。只要簡單地將我們的覺知帶到這些肌肉上，就可以開啟矯正的反應。因此，**只要增加對壓力相關行為的敏感度，你就能立刻開始演練對壓力相關行為更大的控制，並使其往正面的方向改變。**

我們那具有意識且能有意識地控制內在狀態和外在行為的能力，遠比多數人曾體驗過的要大得多，因為我們的身體具備了極為精密的內在感知機能。例如，當一個人被教導去讓身體和心靈安靜下來，開始去注意內在的狀態時，許多學生對於聽到自己心臟的跳動聲音是如此大聲且強壯，都會感到很驚訝。心跳的聲音一直都很大聲且強壯，而學生只需要單純地意識到此一狀況。同樣地，如果我們想要取得對壓力的控制，就必須要對內在和外在的行為模式更加敏感。

我們可以將行為大致分成下列三個區塊來注意：

1. **行為習慣**：這是我們的特徵習慣，像是工作習慣、進食和開車習慣，以及社交習慣。這些屬於外在的行為。
2. **生理習慣**：這是我們內在生理模式，像是呼吸的習慣、肌肉的習慣、血管的習慣，和其他與我們內在環境活動相關的模式。
3. **頭腦習慣**：這些是情緒／感知習慣，同時也是製造壓力的來源。

## 行為是壓力的外在症狀

由於欠缺內在的覺知，我們的顯性行為通常就是壓力程度的第一層指標。行為是人人皆可眼見的事物（行為心理學家絕不會錯過的事實），也就成了用來評估壓力程度的標準。不過，我們的外在行為只是內在狀態的投射，而不是原因。若只改變外在行為，可能不會影響壓力的程度。

一個人的行為有可能缺乏驅動的（或是強迫的）情緒力量，因為行為具有存在於其本身結構內和外的能力。也就是說，行為可能不是與潛藏的矛盾相關聯。在這樣的情況下，行為的改變就可以在無關潛在強迫性之下有效的產生。不過，行為也有可能是內在強迫性或緊繃狀態的表達（或釋放）。在這種狀況下，改變行為不見得會改變此強迫性；改變只會導向另一種與壓力相關的行為，但內在的狀態並不會產生任何變化。

**行為不是問題，潛藏的常態壓力才是我們應該考量的。行為是內在動力的結果，唯有瞭解內在動力，才能消除壓力。**

重要的是要瞭解：發展出對顯性行為模式的覺知，並不只是計算壓力症狀的練習。變得有覺知，意謂著增進你對自己所做的行動，和行動與當下相關的心理／情緒事件的敏感度。

這要如何發生呢？當與特定程度壓力相關的習慣在進行時，習慣動作會增強或強化內在壓力模式。因此，行為不僅反映出壓力，同時也會給予強化及協助，以長期地維繫住壓力。透過在習慣發生時覺察出其行為，你就有立刻停止這個習慣模式的機會。你只要簡單地選擇不要讓它繼續下去。這個選擇本身至少就可以不再強化內在的強迫性。同時，這也給你一個將注意力專注在內在狀態上的機會，並覺察到兩者之間的因果關係。

在給自己選擇「是否要延續這種壓力行為」的機會後，你也給了自己一個機會，可以有意識地將放鬆的反應，或是不會強化壓力的行為，插入其中。這不僅會削弱壓力行為的習慣強度，同時也會改變內在的壓力程度。

舉例來說，如果我有一緊張就狂吃的習慣，那麼我有幾個選擇。我可以因循（持續）習慣而行（一緊張就吃，然後忍受狂吃的後果），或是可以採用替代行為來取代。假設我的體重上升，對吃東西有罪惡感，而且因為空腹吃高糖分點心而受到血糖暴起暴落的情緒起伏之苦。那麼吃東西並不會改善我的常態壓力程度。實際上，我不規律又不健康的飲食，以及情緒的高低起伏，造成了更大程度的壓力。

另一方面來說，如果我用放鬆和呼吸練習來取代吃東西，我不只是降低了吃東西的衝動（吃只是經過偽裝的壓力反應，而不是因為真正的餓），更不會遭受不當飲食的後果。若要做出這樣的選擇，就需要在行為發生的當下或正要發生之際，就能覺察出來；進而能夠有意識地採用替代行為。即便我需要學會採取更有助益的行為，但第一步就是要將「我承受壓力時會吃東西」的這個行為，從無意識中帶到覺知裡。我愈能覺察這樣的狀況，做出選擇的機會就愈大，也就能對這些行為模式有更多的控制。

重要的是要知道，這個選擇必須是依靠自己的覺知程度來進行。沒有人可以幫別人覺知（或意識）。最終這都是每個人自己的責任（不要跟責怪混為一談）。如果我們選擇不去覺察，那麼不管是治療師、醫師、朋友、配偶，甚至神都無法幫我們做到。如果我們選擇繼續無感，讓習慣模式保留在無意識中，就永遠無法改變習慣模式。

第一章中列出的症狀是壓力的典型指標，但那份清單無法解決問題。當家人和朋友告訴我們，我們的行為反映出壓力時，我們可以聽，但聽並無法教會我們什麼。如果我們真的要知道行為是否與壓力相關，就必須要注意我們所做的和在做時的感受。換句話說，我們必須要對自己負責。

## 源自壓力的生理習慣

身體不同的生理系統，同樣也受到習慣模式的掌控。我們的骨骼肌肉系統、腺體系統、器官系統，都會發展出與壓力相關的行為（或習慣），而這些是許多疾病的基石，特別是心理壓力造成的疾病。當壓力習慣牽涉到血管系統，我們就會逐漸產生偏頭痛、雷諾氏症候群（Reynaud's

Syndrome，一種周邊血管退化疾病，手指和腳趾因為細胞無法獲得適量血液的供應而開始腐爛），或是原發性高血壓（心血管對慢性壓力或壓力事件的習慣性反應）。

生理回饋提供了提升的覺知可帶來更好控制的最佳範例。如之前所描述的，生理回饋是利用某種儀器，通常是電子類儀器，來監視生理過程，然後提供進行中的回饋訊號來顯示該過程正在發生的狀況。生理回饋的主要焦點是在肌電圖（electromyography, EMG），肌電圖監視肌肉中電的活動，訊號則會指出肌肉中神經的放電與否。換句話說，這個儀器可以直接反映肌肉中的電活動，而透過隨著活動而改變的訊號，就可以知道當時在體內發生的狀況。電的活動愈多，肌肉的緊繃程度就愈高。

但生理回饋儀器僅能反映出人的內在狀態。儀器可以幫助一個人對之前無意識的內在過程，發展出直接的經驗覺知；而當一個人對內在過程變得敏感，就可以很快地對此過程發展出有意識的控制。此時，一個人可以改變並控制反應，並且可以有意識地訓練出新的、有助益的健康習慣模式，而不再是任由與壓力相關的無意識來控制（或誘導）生理反應。

相關研究明白顯示，那些將注意力放在生理回饋儀訊號的人，當他們不再使用儀器時，就會無法控制生理目標的反應。換句話說，由於他們並未發展出對生理過程的內在覺知，因此無法保持住對該過程的控制。另一方面，那些被訓練使用訊號來反映出內在過程，並利用這樣的反映來發展內在覺知或對其他事件敏感度的人，則很快就可以控制生理過程。事實上，他們在短時間過後就不再需要使用生理回饋儀。生理回饋儀反倒妨礙了他們對內在的專注。

生理回饋儀有效的原因，是因為它能讓人意識到自己已然掌控的生理過程。因此，他可以調整、修正或改變這些控制，以有效產生更正面的過程。經由生理回饋儀或其他更精密的內在工具（如哈達瑜伽、呼吸與冥想練習），我們同樣也能改掉無意識的、與壓力相關的生理習慣模式，以更有用的模式取而代之。

認為我們不能也無法改變自己特定的身體部位，是一種錯誤的信念。事實是，我們對自己的身體有絕對的控制。問題在於我們是有意識還是無意識的控制。無意識的控制意謂著習慣，而有意識的控制則是選擇！

發展出對身體的覺知，不僅是消除壓力的必要方式，通常也會很好玩。就像之前所說的，關鍵元素在於覺知——將習慣模式從無意識中移除，讓造成壓力的因素可以被改變。下一章就會討論你要怎麼做才能開發這樣的覺知。

## 心理習慣與壓力的關係

最難控制的區域是心靈，但心靈的習慣卻幾乎是我們所做的所有事背後的控制動力。我們人格（或是「自我」，sense of I-ness）的所在位置，也就是心靈，在能力與深度上是深刻的，而要取得對心靈內容直接的經驗覺知，需要堅持不懈的努力與訓練。但這是可以做到的。

大多數人都只是表淺地覺察到我們的恐懼、欲望、需要和欲求。我們不知道要如何有系統地將覺知擴大到潛意識與無意識的層面。有太多時候，我們對這個區塊抱持著敬畏的心態，因為我們被教導認為，要直接與這個區塊溝通，只能透過夢境或墨跡測試這類圖像式的表徵。我們被告知，對無意識的直接經驗知識只有經過多年的分析才能取得，而且只能透過分析專家的協助和指導才能辦到。實際上，所謂我們無法直接與無意識狀態面對面，是絕大多數西方心理學、精神病學，特別是行為主義的基礎。

多數專家和教授們似乎並不知道，有一種絕對的方式可以有系統地將無意識帶到有意識中。這不是神祕學或魔術方法，而只是單純地訓練心靈的注意力機能。它是訓練內在的專注能力，一種超然的向內專注的能力，一種中立的觀察狀態。心靈因此成了意識的對象。這個過程叫做「冥想」。

冥想有多種形式，我們會在之後的章節中討論這個主題。此處的重點在於，心理狀態無異於生理狀態或外在行為，因為它們皆可成為意識的對象。換言之，心理的（情緒的／邏輯的／感知的）現象，不需要與觀察者保持在主觀的關係中，透過適當的自我訓練和建立起內在專注力，兩者都可以成為客觀的事實。

就如同壓力相關的生理習慣或外在行為，對於壓力相關的情緒／心理習慣的覺知，給了我們一個立即的機會，可以透過有意識的選擇去進行不同的行動，並控制一整套的連串行為。

## 覺知科學的訓練

到目前為止所討論的重點是，我們主要是因為習慣而受到慢性壓力之苦，因為人類的人格是由不同類型的習慣所組成，而這些習慣掌管了我們的生命。在分析了習慣模式後，我們知道習慣立基於無意識心靈中，而無意識心靈控制了我們有意識的活動。因此，我們可以經由產生覺知或直接體驗自己的習慣，來瞭解自己的無意識心靈。我們欠缺對無意識心靈及其後果的敏感度，才會讓這些習慣持續製造和維持常態壓力。如果我們能完全地意識到我們是怎麼給自己找麻煩的，就可以迅速停止這一切，因為沒有人會刻意選擇要處在痛苦中。

在瑜伽科學中，這個原則被瞭解得很透澈；在瑜伽科學中，受苦被認為是無分別意識的直接結果，或在瑜伽中被稱為「無明」（ignorance）。這不是說我們笨或蠢；無明的意思是，我們對自己的實質真相毫無覺知。我們忽視了內在的真實，並因此製造出壓力！換句話說，根據瑜伽所言，我們對心理／情緒／感知過程的無意識，習慣性地造成我們的壓力。最重要的是，我們對自己實質的真相——即純粹的意識或覺知——毫無覺知，而這個實質的真相是不受任何苦難束縛的。所以我們把自己歸類在屬於行為結構一部分的物件或情緒之下，而這些都服膺於改變和威脅。最終這就成了常態的壓力或受苦。

瑜伽科學是一種攸關所有人類功能面的整體科學，經由它所提供的統一架構，就可以瞭解並消除壓力。瑜伽科學包含了系統化的方式，讓我們得以開始擴展對這些過程的覺知，並開始取得對這些過程的控制。瑜伽以非常實際的方式提供工具和技巧，讓我們能夠將意識覺知擴大到心靈的無意識中，對於帶來壓力的模式和行為變得有所覺知。

在 Part 2〈獲得真正的自由〉中，我們將會講述從壓力中解脫的必要技巧。這將會需要在整個人身上動工，因為是整個人受到了壓力的控制。敏感度和覺知給了我們從壓力中解脫的力量，而敏感度和覺知必須是完整和常態性的。表淺的覺知給的是表淺的自由，也就等同毫無自由，因為通往自由的道路端賴我們保持平衡的意識力量。

Freedom

# Part 2
# 獲得真正的自由

# 第5章　飲食與運動

Freedom

身體的健康顯然對我們的生存很重要，所以我們的自由之路就從這個最基本的層面開始。多數人都對結構（或身體）壓力的跡象和症狀很熟悉。症狀可能有很多種，緊繃的肩頸肌肉、消化不良、痙攣、行動笨拙；但這些都是自主神經失衡反映出的習慣模式，以身體結構緊繃展現而出。

大多數被我們用來處理這些症狀的方法，僅能暫時舒緩這些症狀。泡熱水澡、三溫暖、按摩和按摩浴池，都很有幫助。更精微的按摩技巧如全身按摩、魯爾夫（Rolfing）治療法和指壓（shiatsu，穴位按摩技巧），都是具治療效果的工具，對身體結構和情緒緊繃皆有助益。

儘管這些技巧有所幫助，但主要在緩和，只能提供暫時的舒緩。按摩的確能改變緊張模式的身體結構狀態，但很少能在改變潛藏的身體／心理／情緒習慣模式上產生效果。換句話說，這些技巧只能緩和壓力，但不能改變壓力症狀。最終這些症狀會再度出現。我們的目標不僅是減緩壓力症狀，也要改變（並逐漸消除）一開始時造成壓力的那些習慣；而要達到這個目標，就必須對這些模式取得直接的經驗覺知並逐步重塑這些模式。這就需要自我覺知和自我調整。

我們可以在兩個主要區塊發展出對身體習慣的控制，那就是是飲食和運動。這兩者皆可以受到自我控制，也可以顯著地減輕壓力。

## 飲食與壓力

在壓力的來源中，不良的飲食僅次於情緒（或心理的）事件。以現代的飲食習慣來看，我們每天吃數次的事實，就提供了造成經常性失衡的足夠機會。高比例且逐漸增加中的「消化性疾病」（消化道疾病）的案例，足以證明如羅傑．威廉斯醫師在《營養對抗疾病》一書中所說的，飲食是我們健康的重大決定因素。

美國國家消化疾病委員會（National Commission on Digestive Diseases）曾公布一份報告，他們的發現包括了以下幾點：

1. 消化系統疾病比其他疾病造成更多人住院及接受手術。
2. 花費在醫療上的總費用中，有十%是用在消化系統疾病上。
3. 一九七八年時，消化系統疾病的花費高過癌症。
4. 如果將因消化系統類癌症而死亡的人數包含在內，消化系統疾病會是我們社會的第三大死因。
5. 消化系統疾病是第二大勞工失能的原因，也是每六名勞工中有一人缺席的主因。

營養學領域的專家們皆同意，美國人的飲食習慣已成為國內的災害。這代表現代人對吃的食物品質既不夠留心，也不適當。人們沒有覺察到「無營養價值的食物就是不健康食物」的這個事實。人們吃得太快，失去了烹煮和準備食物的技藝；人們也允許垃圾食物主導自己的飲食。當察覺到我們的習慣之後，就會發現，劣質的飲食習慣會造成經常性的壓力。

重要的觀察告訴了我們，在人體內有兩種互補的飲食處理流程：滋養與潔淨。如果我們不用適當的飲食來調節它們，身體就會逐漸累積毒素，而毒素就是許多心理與生理問題的基礎。所以我們必須要調整自己吃什麼、何時吃及怎麼吃的飲食習慣，以避免讓食物為我們製造出壓力。

## 飲食中的食物品質

新鮮、簡單又營養，是對我們健康最合宜的食物品質，但令人驚訝的是，美國平均六十至七十%的飲食低於營養價值。這不是因為食物不夠吃，而是我們吃的多數東西都對我們沒有幫助。例如，毫無任何營養的精製糖，占了二十五%；脂肪同樣毫無營養，占了四十五%。這兩者就占了我們飲食的七十%。

精製糖除了提高我們的營養負債比率外，也與嚴重的身體功能障礙有著直接的關係，像是肥胖症（現代社會的主要疾病）。除此之外，攝取精製糖造成的血糖暴起暴落，會造成肝臟過勞以及胰島素分泌失衡。這會形成血糖過低和糖尿病。更嚴重的後果是對神經系統所造成的危害，例如糖尿病昏迷。低血糖同時也與精神壓力相關，外顯的症狀是焦慮與心神不安，以及疲倦和沮喪。其他與高糖分攝取相關的障礙，包括腎功能失調、血壓不穩定，以及劇烈的情緒失衡。

血液中的糖的確是細胞的燃料，但我們可以從新鮮的水果、蔬菜和穀物中獲得自然產生的足量糖分。很重要的是：任何形態的糖皆會造成激發狀態升高，因此是激發狀態升高的刺激物；精製糖所造成的刺激，是我們的身體無法以舒服的方式處理的。比方說，在累的時候，我們會習慣性「休息一下」，喝個咖啡或吃點甜食，或是喝咖啡和吃甜食雙管齊下。由於這兩者皆是刺激物，通常都飽含精製糖，會讓交感神經活動受到急遽的衝擊，使人感覺好像能量充飽了一般。交感神經的放電增加，增強了自主神經的失衡（壓力），造成更多的疲勞，特別是那些血糖過低的人。也就是說，令人「放鬆」的休息時間，實際上是造成了壓力。

當一個人感到疲累時，最好的方式是放鬆和呼吸練習。這些練習會平衡自主神經（及減輕壓力），並提振精神。他的能量狀態將會適合完成該完成的工作。他既不會被過度刺激，也不會沮喪。殘存的緊繃也不會奪去身體的能量。這類的休息不但不會造成更大程度的潛藏疲勞，也不會帶來因使用刺激物而形成的戒斷問題。

儘管許多研究人員對此做了相當具說服力的爭辯，但這不代表我們需要消除精製糖。而是我們應該要開始覺知到，精製糖如何可能對個人造成嚴重的問題。每人平均每年吃掉約五十公斤，占了飲食二十五%的精製糖，這當然不是一件聰明的事。

占了美國人平均飲食中四十五%的是脂肪，這個也是「零」卡路里（無營養價值）。特定數量的脂肪是必要的（大約總飲食的十%），但脂肪若占據了總飲食的半數以上，就相當具有毀滅性。大多數知名的醫療權威皆同意，高脂肪飲食與心臟疾病相關；而在《飲食與營養》（*Diet and Nutrition*）一書中，魯道夫・巴倫坦（Rudolph Ballentine）博士就指出了脂肪與癌症的相關性（特別是結腸癌）。

因此可見，現代人主要的問題在於所吃的大多數東西不但無法提供任何營養，還會造成嚴重的疾病。這不但毫無幫助，還會導致嚴重的自主神經失衡，也就是壓力。

我們吃的其他東西也會造成嚴重的壓力問題。舉例來說，美國人每年吃下大約二・二公斤非由食物鏈中自然產生的化學物質，這些在食品工業中常用的食品添加物，一共超過兩千多種。單獨或組合使用這類添加物，再加上被稱為精密處理的消化過程，其後果會是如何尚未完全被瞭解。這樣的組合，再加上進入到食物鏈中的除草劑與殺蟲劑，兩方化學物質的組合就具備了危險的潛力。例如，這種複雜的化學組合有著長期的效果，而因為數代以來基因結構大部分都尚在未知的狀態，所以認為「讓這樣的混合物進入我們的身體是安全的」的想法，不僅天真，還是魯莽且不顧後果。那些非食物鏈中自然生成的化學物質，已顯示會打亂神經的功能性，按此邏輯來看，長期食用下勢必會造成自主神經功能的長期失衡（慢性壓力）。

巴倫坦博士同時也指出，自從二次大戰之後，軟性飲料的飲用上升八十％、糕點類上升七十％、洋芋片上升八十五％。（另一方面，乳製品下降二十一％、蔬菜類下降二十三％、水果類下降二十五％。）不用說，這些點心食品（以下稱零食）的主要成分是糖、精製麵粉、鹽，以及增加口味、顏色和上架時間的化學添加物。無庸置疑的，這當然會對我們的壓力程度有著不良的影響。

甚至連我們吃的「營養」食品的本質，在過去二十年來也有不利的改變。「方便的」或加工過的食物，在二次大戰後愈來愈受歡迎，但這類食物既欠缺營養價值，也缺乏纖維質。鄉村裡的老醫師們都知道，當農村家庭停止種植和食用自己準備的食物，並開始吃「從店裡買來的」食物時，家中人生病的頻率就增加了。美國知名牙科醫師韋斯頓・普萊斯（Weston Price）在他對原始文化的飲食習慣研究中，更進一步地支持此事實。幸運的是，當我們對良好的飲食習慣和有機「營養」／「天然」的食物有更多知識後，我們的飲食會朝著更有益健康的食物，也就是用新鮮、完整而未加精製化的食物來準備，以便可以馬上食用。

降低慢性壓力的方法之一，是開始學習關於營養的知識，以及開始注意我們所吃的食物如何影響心理和生理。例如，不需要去問精製糖是否會造成內在壓力。只要注意你的身體，身體就會告訴你。試試這個實驗。找一天在早餐中加入一罐汽水、一塊巧克力蛋糕和一包洋芋片，然後把吃完後幾個小時到一天內的感覺記錄下來。等個幾天後，再選一天，讓你的早餐包括了很甜的蘋果、梨子或鳳梨，再加上幾片全穀物麵包（未含添加物）。吃自然食物和受歡迎的「零食」的感覺會明顯不同。之後，別人再也不能跟你說，精製糖和自然生成的糖是一樣的東西了。

這個實驗不僅能（很戲劇化的）指出食物在身體和心靈上的效果，同時也指出身體具有分辨食物對我們是好是壞的能力。這就將問題帶到我們如何吃，以及所吃的東西對我們壓力程度的影響。

## 正確吃下食物的重要性

正如斯瓦米·拉瑪在他所著的《整體健康實用指南》（*A Practical Guide to Holistic Health*）一書中指出，我們怎麼吃就跟我們吃什麼一樣重要，但大多數人都是狼吞虎嚥，從來不會花時間真正去咀嚼和品味食物。在迅速嚼三或四次後，我們就把食物吞下，期望可憐的身體系統會再加以分解。但跟大家所相信的不同的是，肝沒長牙齒。肝沒有辦法適當地分解掉吞入口的塊狀物。

被囫圇吞下的食物有數種後果。一個是消化過程不完整。營養的吸收，還有食物與消化酶的適度混合（原本應該是在口腔內進行）被跳過了。這樣一來，消化的過程受到干擾，消化也就不完整了。這當然就會造成整套系統上的壓力，而當囫圇吞嚥食物成了習慣後，慢性壓力就有了極大的來源。

當我們囫圇吞嚥食物時，確實無法品嚐到食物。只有少數幾個強烈的味道，像是甜、鹹和酸，才會被體驗到。愈細微的味道（需要更完整的食物分解和消化汁液混合）就無法被嚐到。如此，我們的味蕾就無法告訴我們，什麼食物對我們好（嚐起來的味道好），以及什麼可能對我們不好（嚐起來的味道不好）。

大多數的加工食品，特別是零食（又稱「垃圾食物」），都被刻意地設計來取悅味覺，像是甜、鹹或酸。這類食物的主要成分，包括了糖或鹽，而快速進食會讓這些味道停留在口腔。食物真正的外觀、味道和口味，被以不同的化學成分所掩飾。標籤上所寫的「加強」（enhanced）或「模擬」（imitation），通常表示添加了此類的化學成分。

人工色素或許騙得過眼睛，但要騙過鼻子就困難多了；而要騙過味蕾更是難上加難。我們的味覺習慣主要是受到幾種強烈的味道所制約，而囫圇吞食只會加深我們對這些味道的依賴。但是，如果你給嗅覺和味覺發揮能力的機會，就很難隱藏或「加強」你放入嘴裡的東西的真正口味和氣味。

有個實驗能讓你發現自己品嚐食物的潛能。你會需要兩片麵包。一片是用精製麵粉製成，添加了各種人工添加物（化學物質）的白麵包。另一片則是用新鮮全穀物，沒有添加任何人工添加物或防腐劑的麵包。以水漱口。現在先拿起白麵包，放到鼻子前好好地嗅幾次，聞聞味道。然後將麵包放入口中，將麵包咀嚼到成液狀。吐掉這口液化的麵包，再用水漱口，接著拿全穀物麵包重複同樣的過程。你的味覺和嗅覺是否告訴了你該吃那種麵包？

同樣的實驗也該被用來比較零食（像是一個巧克力杯子蛋糕）和新鮮水果。確認你有仔細咀嚼每樣東西，直到口中只剩液化的食物。給你的味蕾一個機會好好工作。

另一個不該囫圇吞食的原因是，當仔細咀嚼時，我們吃下去的量通常會比狼吞虎嚥時的量少約三分之一。由於消化過程在我們仔細咀嚼時會進行得比較有效率，因此飢餓會更快、更完全地被滿足，這樣就減少了進食量。衝動進食者或過量進食者，很少或甚至完全沒有咀嚼食物。因此，如果你有這類問題，花時間慢慢咀嚼會對你很有幫助。

當一個人在平靜又安靜的時候進食，也會很有幫助。情緒的騷動，像是憤怒、悲傷，以及恐懼時，內在的環境是不可能進行消化過程的；就算是最完美的食物，在這樣的情緒狀態下食用，也會造成嚴重的消化問題。當我們的祖先們在餐前進行安靜無聲的禱告時，就讓他們有時間能在進食之前，將心靈中惱人的情緒清理掉，進而讓身體平靜下來。靜默的禱告能養成感恩的態度，並將身體和心靈準備好來接受以食物形態呈現的恩典。它能讓心靈專注在正向愉悅的情緒上，清理掉具毀滅性的感受，並將身體平靜下來。這當然就讓副交感神經做主導，並讓神經系統適度平衡到讓消化可以有效進行。在現代化的求知過程中，我們失去了祖先們簡單的智慧。餐桌不再是祥和的中心，反倒太常成為戰場。而我們所付出的代價，就是今日我們深受所苦的消化道疾病的流行。

## 匆忙就食

第三個由飲食習慣造成壓力的方式，是飲食的時間。消化是在副交感神經系統的控制下進行的，所以如果是由交感神經在主導，那麼消化過程就會受到抑制，而壓力就不可避免地產生了。雖然這個說法過度簡化了這件事，但說激發（交感神經主導）的狀態會決定消化進行的程度，基本上是正確的。所以，一般普遍的「隨便吃點東西」或「邊走邊吃」，幾乎保證我們一定會遭受消化壓力。而一個人愈常這樣做，就愈有可能造成常態壓力。但我們有多少次會以任何程度的平靜心態來進行一餐呢？

不將進食時間限定在適合身體處理的時候，也是我們加諸己身的壓力來源之一。一直吃零食（也就需要身體的消化過程持續工作）是這個問題的一部分。在睡前吃，或是在從事費力的頭腦或身體活動之後立刻吃東西，則是另一部分。要求身體同時進行兩種在神經系統上背道而馳的任務，就是邀請壓力上身。例如，喝酒或用餐後做愛也許很浪漫，但這樣的結果是降低了消化的效能，也降低了性行為的能力，並增加了壓力。比較實際（也比較沒壓力）的方法是先做愛，然後喝酒和用餐。這樣你就不會讓生理同時進行兩種互相矛盾的活動。如果以正確順序進行，所有的活動都會被增強，你的神經系統、消化系統和親密關係皆會受到助益。

以下是魯道夫．巴倫坦博士《飲食與營養》一書的摘錄，提供了適當飲食習慣重要性的描述。

> 經過適當的訓練後，胃口、口味和身體的訊號，皆可以是非常正確且可靠的訊息來源，讓人知道何時需要營養。更甚的是，這些訊號會隨著時間的變化，隨時讓人知道什麼是需要的和不需要的。如果我們的情緒煩亂，就會失去胃口。這是我們的生理用來告訴我們，消化在此時是不易進行的。不幸的是，這些訊號並不常受到肯定或認知。這些內在需求微小而持續的聲音，被我們周遭的雜音所淹沒，像是我們習慣的力量、同儕的壓力，以及即使沒胃口也想嘗試的好奇心。我們太常按照自己的行程來進食和吃方便的食物，而不是依據我們的需要而吃。

有個故事說，在東方有兩位苦行僧，他們花了很多年隱居學習瑜伽，學了非常多生理與心理控制的技術，精熟地掌控著他們的心靈和身體。這兩人在恆河畔不期而遇，在交談的過程中，其中一人不經意地提到他已經練會了比多數人能做到的更多神奇之事，可能比他的同伴還要厲害。

另一位苦行僧年紀較長，或許也比較有智慧一點，很溫和地訓斥他，想著他該不會只是因為誇大而失去自制。但這位同伴自信滿滿地自願展示他的能力。

年長的苦行僧同意了。「做吧。」他說

年輕的苦行僧就開始了：「看到河對岸那個人嗎？我會讓他手上那張紙出現他早就忘掉的那位朋友的名字。」

年長者微笑著說：「那就是你要做的事嗎？沒什麼嘛。」

年輕人微帶怒氣地回道：「是嗎！那沒什麼？好啊，那你說你能行什麼奇蹟？」

年長者平靜地看著他，眼裡閃著光芒：「我餓的時候吃東西，渴的時候喝水。」

如果一個人能只在餓的時候吃，同時能在規律的時間吃，吃與吃之間還能維持適當的間距，他就完成了良好營養中最大的挑戰。

你的飲食習慣是身體狀態的奠基依據。透過注意你所吃的、怎麼吃和何時吃，還有這些行為對你的影響，慢性壓力的問題就可以大幅地減低。

## 運動在壓力中的角色

近年來，現代人的運動意識提升。網球、高爾夫球、游泳、滑雪，以及無所不在的跑步，幾乎都成了例行公事。大城市和小城鎮都贊助馬拉松比賽，而贏得馬拉松的定義，不僅是跑贏，也在於跑完全程。上千人根本毫無勝算，他們訓練到鞋爛只為了取得資格參加主要的馬拉松比賽。公司無論規模大小，都會設立健身房、手球場和網球場，以鼓勵員工從事某種形式的運動。

健康、快樂和生產力的提升成了報酬。經常運動的人比較健康，較少罹患心血管疾病，比較不容易沮喪，也比不常運動的人更會對生命感到滿意。常運動者的醫療花費較少，使用的藥物數量也較低。

多數的報導皆著重在運動上，但沒有人認真地爭議說維持健康的生理和心理是很重要的。不過，幾乎所有關於體適能的論述與著作，都著重在一個地方，那就是加強或增進不同內在器官系統或骨骼肌肉的活力。這個著重點在於身體，而較少強調心理方面。儘管對體適能可以「喚醒大腦」的認定增加了，認為運動提供人的心靈一個離開工作的機會，但主要的焦點是放在肌肉組織的力量與耐力、心臟血管的耐力、彈性和體態的平衡。

雖然威斯康辛大學麥迪遜分校近來開始在探索慢跑與憂鬱症之間的關係，但這樣的研究仍屬於特例而不是運動著述中的主導。大多數人運動只是為了身體，對於「運動同時也是可以用來瞭解心靈的最佳方法，特別是在改變毫無助益的精神狀態和情緒習慣上」這件事毫無覺察。

不過，一個人若想要檢視自己的體適能經驗，他會發現有些時候運動並無法讓自己感到滿足。這不是運動的錯，也不能怪在那天表現失常；而是心靈那時並沒有那麼地參與其中。而每當身體在運動，心靈卻不參與其中時，運動本身的效果就減少了。事實上，如果一個人只是運動身體而未將注意力放在過程上，將會造成傷害。

典型的範例是，當A型人格者被醫師告知他需要開始每天慢跑時。就像A型人格特質般，這個人衝動地設定了慢跑的時間表，意圖迅速達到特定的目標。畢竟如果他要開始跑步，就要成為整條街上最好的跑者才行。就像工作一般，他分秒必爭地跑著，這樣的結果就是每日的緊繃項目又加上一項，而不是對身體產生助益。無論工作或跑步，他的心理態度才是產生壓力的原因，而活動則是跟隨著心理的事件而進行。

這一點非常重要：**若要運動能有效明顯地改變壓力的程度，心靈的注意力功能就必須專注在活動本身，而不是分神到過去和未來的想像中。**心靈、身體和行動必須要協調一致。若要建立起這樣的協調性，就要訓練心靈去注意，而注意力是成功的關鍵。當協調性產生了，即便之後需要花一段時間來放鬆強烈的生理激發狀態，也不會有殘存的壓力。

要記得，壓力是因為心靈被未來與過去事件的情緒占據，而將無關的行動要求設定到身體裡而產生的。也就是說，當心靈／身體／行動不協調時，其結果就是壓力。這就解釋了競賽性的運動會產生壓力，特別是有攸關輸贏的沉重情緒依附時（像是財務或個人自尊的考量）。

專注（保持單一思考的心靈）的力量，以及心靈具有增進表現技巧的能力，已逐漸受到專業和業餘運動員的肯定。例如，提姆西・葛維（Timothy Galway）的《網球的內在革命》（*The Inner Game of Tennis*）等此類書籍中，運用專注力和心理想像（在身體行動前先在心中完美地表現）已被證明對發展技巧與表現有極大的幫助，因為只要是心靈決定好的，身體就會進行。不過，這個重點仍是在表現，依舊停留在外在的身體層面。

嘗試要讓力量與身體完美協調的西方體適能計畫，幾乎未曾肯定可運用運動來增進內在生理事件的意識覺知以及平靜心靈。另一方面，在東方的努力上，則是在讓心靈能完美地控制身體。我們不用變成東方人，但可以採用那些能增進意識對心理／情緒事件、心靈／身體互動方式的掌控，為我們的體適能養生之道帶來平衡。

## 心靈／身體協調運動

身體與心靈之間的關係十分複雜，因為兩者相互關聯和倚賴。雖說心靈是最終的控制，但身體上的事件也會深深地影響到心靈。如果你對此有所懷疑，只要花幾個小時駝背，然後看看自己有什麼感覺，就會知道了。壓力慢性壓力中，幾個最常見的症狀包括了肌肉僵硬、背痛和關節疼痛。壓力經由肌肉緊繃而被留滯在身體裡，這個問題在肌腱變短且僵直時會更加惡化，進而使肌肉失去彈性、造成扭傷、肌肉和韌帶斷裂，以及關節脫臼。與壓力相關的更嚴重情況是關節炎——關節嚴重受損的疾病。

當我們知道必須在玩手球或網球前先放鬆背部肌肉時，就會發現體內累積的緊繃程度；因此能夠有系統地伸展肌肉和韌帶的運動，是很重要的。那麼我們會做什麼來暖身？做幾次開合跳、抖動肩膀、幾次快快的深蹲、原地跑步，或是其他快速、短暫的變化動作。做這些動作就是要讓我們的肌肉準備好行動。不幸的是，這是錯誤的肌肉伸展方式。

要放掉緊繃，伸展及鬆開繃緊的肌肉和韌帶，會需要緩慢持續的動作以及保持伸展的姿勢。以快速的動作幫肌肉「打氣」，無法將肌肉伸展開，只會讓肌肉更加緊繃。快速的動作或許可以讓肌肉充滿能量，但無法釋放緊繃。

簡單的伸展運動有許多種（本章最後會介紹幾種很適合用來減輕壓力的伸展運動）。但做伸展時有個重要的小祕密，那就是以呼吸與動作協調進行。這會大幅改善你的能力。換句話說，如果你同時仔細地注意呼吸與動作，就能決定該動作應該要配合呼氣還是吸氣。一般通則是以吸氣配合身體的往回收。每當身體或身體的任一部分是往下伸展或向下彎，做該動作時就需要呼氣。當你以呼吸配合動作，就是將心靈與該動作做協調，因為呼吸反映出心靈的不同狀態。以呼吸來協調，也可以確保每個動作不會進行得太快。

呼吸也是伸展運動（保持伸展）的另一半重要變數。例如，當你往下伸展去碰腳趾頭時，不要像去咬浴缸水面的蘋果一樣上下跳動。（就算不會拉傷肌肉，這樣子的伸展也產生不了效果。）取而代之的是，彎下腰去碰腳趾頭，然後在你能舒服進行的前提下，盡可能地下彎。不要彎到覺得疼痛的地步。你是在做運動，不是在上疼痛控制的課程。

不要憋氣。憋氣只會增加緊繃。在一段時間後，專注在放鬆伸展時覺得伸展最多的部位。然後，呼氣，再多彎一點點，接著停留在這個伸展位置上。專注在呼吸的流動上，盡可能地在這個伸展位置上放鬆。過一段時間後，慢慢起身到站直，站著放鬆。你能舒服地停留在伸展位置上愈久，得到的效果就會愈好。慢慢增加保持在伸展位置上的能力。要依據你的能力來做，而你的能力必然會增加。若做超過能力所及的程度，那你必然會深受其苦。

在專注而舒服的呼吸中，你將會伸展得比自以為所能做到的更好。不過，在第一個彎腰動作之後，最好只再以呼氣配合彎腰技巧一到兩次。否則你會過度伸展，接下來幾天都會感到過度的緊繃。

透過溫和的動作與在姿勢上放鬆（保持在伸展的極限上），就可以開始發展出隨著運動而來的必要技能。也就是說，**藉著在運動或做動作時仔細地注意內在感受、動作和模式，你就能對生理過程細微的回饋信號，發展出有意識的敏感度。發展這樣的敏感度，可以帶來對該生理過程更有意識的控制。**

換句話說，你正學習使用自己天生的生理回饋機器。如果想要透過運動來獲得對慢性壓力的掌控，就必定要做到這一點。不開發這樣子的內在覺知，你就永遠無法控制身體及其內部的不同系統，特別是肌肉組織中的慢性緊繃。

例如，我們之前提到的，多數人對於肩膀和頸部的緊繃程度絲毫不敏感，要到僵硬、痠痛，甚至頭痛了，才會有所察覺。最後要動用到疼痛，才會引起你的注意。問題不是在肩膀。這些肌肉不過是遵循指示而行；而一直以來，每當緊繃產生微弱的變化或增加時，肌肉都會把訊號傳送到大腦。問題在於大腦裡沒人在家。沒人在注意這些訊號的回饋。最後，肌肉只好繼續維持住緊繃的程度。

開發敏感度，以便永遠不讓肌肉受到如此大量又長期的緊繃，這不僅是可能也是必要的，而這可以藉著在伸展運動和放鬆時專注在肌肉上來辦到。如果你在做伸展時，心裡想著的是現在這個動作做得有多好看，或是想著工作或其他任何事，就大大地浪費了伸展時間。你就無法覺知到這個運動中最重要的元素，也就是身體內部和心理狀態的改變。

經常性的五分鐘密集專注，可以慢慢開發你的內在覺知。這可以運用在所有的肌肉上，包括心跳、血壓，以及幾乎身體內所有的系統；但我們多數人不會為了要控制心跳而花時間去學會控制。不過，要對肌肉這個壓力主要的目標，發展出敏感度和控制力，幾乎不需要花上任何時間。

## 身體、心靈和意識

哈達瑜伽是一種實際的運動系統，被設計來運作身體，以及透過身體運作來擴張身體和心靈的意識覺知。其目的在於有系統地引導人從身體的運動，到呼吸的練習，再到心靈的運動，以及達到更高層次的覺知。

在身體層面，哈達瑜伽系統強化不同的器官、腺體和神經系統。除此之外，它還能藉著緩慢的肌肉和韌帶伸展，以及透過消除那些會維繫住壓力的身體習慣模式，來減輕身體的緊繃。哈達瑜伽包括了伸展和定點維持的姿勢體位，期間以放鬆來交替進行，讓身體和心靈能充分協調；它還包括了能將身體裡累積的毒素和廢棄物清理掉的運動。但哈達瑜伽系統最終的目的，是將完美的平衡與和諧帶入身體—心靈／精神的關係中，並消除疾病的狀態。

在西方，教導哈達瑜伽的目的一直以來主要是為了對美的崇拜，讓人保持年輕健康。雖然這是會發生的結果，但其真正的目的是要平靜心靈、增進專注的技能和擴張內在的覺知。所以毫不意外的，所有的姿勢體位都集中在脊椎和中樞神經系統。經由適當的進行、運動和專注力，姿勢體位會對與該姿勢體位相關的特定腺體、結構和器官系統，產生直接的效益。

呼吸的控制、身體效果和專注力的組合，增進了覺知。如此一來，生理系統逐漸被帶向完全的和諧，而這內在的平衡讓人可以維持深層的專注及專一的心靈。這就形成了心理上的平靜。這些助益不是由任何西方體系的運動所能完成的。

哈達瑜伽系統應該要向合格的老師學習。初步的練習，像是關節與腺體運動，以及一些伸展運動，可以由你自己來練習，本章最後也會介紹幾個較能立刻對你有所幫助的運動。不過，最理想的方法是，找到一位合格的指導者來學習體位法。然後，再依照你的特質和需要，來發展一套日常練習慣例。

在選擇老師時，要記得這套系統的最終目的，是配合心靈及內在專注力。因此要找到一位以此紀律訓練且能有效教授的老師。合格稱職的老師熟知他所教導的內容，自己也對練習十分熟練。對呼吸所扮演角色的知識，也十分重要，因為呼吸是哈達瑜伽必要的一部分。

你不需要用哈達瑜伽來取代運動或有氧運動。就如同斯瓦米・拉瑪在《整體健康實用指南》中所指出的，運動需要平衡，就和生命的其他部分需要平衡一樣。每日短短的哈達瑜伽體位練習可以（也應該）補足你每日的常規。其效果很快就會明顯地出現。我們都需要運動，這是毫無疑問的。被動的生活等同於殺了我們自己一樣（虛擲掉我們全部的潛力也是一樣），只要每日短時間的練習，就足以預防許多生理和心理上的問題。

## 減壓運動

接下來是一系列任何人都能簡單迅速進行的運動。這一系列被分成兩段。第一段包括桌邊運動，節選自《關節與腺體運動》（*Joints and Glands Exercises*）。這本書呈現了一系列簡單的臉部、頸部和肩膀伸展運動，是設計來增進體內循環，以及減少身體上各類肌肉、關節與腺體部位的緊繃。這些簡單的動作，只要坐在桌邊就可以進行（並可在一天中任何時候練習）。如果經常練習，這些動作可有效地立刻減緩壓力。

運動的第二段「放鬆與伸展」，則會需要多一點空間來進行。這些運動是取自《哈達瑜伽手冊第一部》（*Hatha Yoga Manual I*），由薩姆斯克提（Samskrti）和吠陀（Veda）所著，書中對哈達瑜伽體位做了出色的介紹，接著介紹放鬆和一系列初步的伸展運動。此書具有權威性，提供了清楚的步驟指導和圖解說明。伸展運動對消除身體內的緊繃很重要，也能放鬆肌肉及拉長韌帶。手冊中列出九個進行運動時的重點：

1. 訂定一個每日的運動時間做練習，最好是時間比較充裕的時候。每天至少練習一些。

2. 早上和晚上是兩個最好的練習時間。早上的練習可以幫助你一整天保持平靜和警覺。晚上的練習則可以幫助你釋放一天的緊繃，讓你能享受平靜的睡眠。

3. 在乾淨、安靜、通風良好的房間做練習。穿著寬鬆舒適的衣服。

4. 空腹時練習。

5. 女性在經期間不要進行費力的練習。

6. 如果身體的反應每天都不同，不要因此而沮喪。持續練習下去就好，也不需要跟其他人比較。

7. 研究自己的身體和動作。注意自己的限度，學會不要超過這個限度。你的能力會隨著練習而增進。

8. 讓身體的動作隨著呼吸溫和均勻地流動。任何時候都不要屏住呼吸。

9. 做任何運動後都要放鬆。不過，不要讓心靈在放鬆時進入睡眠狀態。

要記得，伸展的目的是要釋放緊繃，增進內在覺知和對身體過程的控制。專注於你正在進行的事上。保持呼吸的均勻、穩定，並與動作互相協調。好好享受這些運動吧。

## 桌邊運動

### 按摩前額與鼻子

1. 以舒服的姿勢坐著，頭部、頸部及軀幹直立。雙手鬆鬆地握拳，雙手拇指壓在雙眉間額頭位置。開始以拇指向上往外按摩額頭。沿著眼睛周圍的眉骨，一直按摩到太陽穴。
2. 接下來，將雙手的拇指分別放在鼻子兩側，拇指側邊靠在眼睛下方的臉上，以同樣的方式，沿著臉部按摩到太陽穴。
3. 張開雙手，用拇指根部溫柔地滑過眼窩上沿到太陽穴。

4. 再以食指按摩眼窩下沿到太陽穴。

所有動作都是由臉部中央開始朝外按摩。這會將臉部、額頭和太陽穴的所有緊繃推除，並撫平額頭的皺紋或眼尾的魚尾紋。這個按摩的動作也有助於將鼻竇中的黏液阻塞打通並鬆開。

## 眼睛

在接下來的眼睛運動中，頭部保持不動，臉部肌肉維持放鬆。每個動作之間的轉換，都輕輕閉上眼睛數秒來放鬆眼睛。所有的眼睛運動可以在每個方向重複三次。

1. 從眼睛看向正前方開始，然後慢慢地將眼睛（視線）在舒服的前提下盡可能往左邊移動。感受到眼球肌肉的伸展，再慢慢將眼睛帶回正前方。

以同樣的方式看向右邊，然後再回到正前方。所有動作都要平衡地以同樣方式在兩邊進行，定點伸展的停留時間也要一致。

2. 眼睛看向天花板，再將視線帶回到正前方。往下看，再回到正前方。

3. 往眼窩左上角處看過去，再看回正前方。往右下角看過去，再回正前方。

4. 看向左下角，回到正前方；往右上角看過去，再回到正前方。閉上眼睛放鬆幾秒。

5. 先往下看，接著開始以順時鐘方向轉動眼睛，旋轉的圓要完整。然後再以逆時鐘方向轉動。轉動的動作要慢，不要急促。完成後，閉上眼睛放鬆。

6. 閉上眼睛，用力地擠壓眼皮約五秒。接著，盡可能地快速眨動眼皮。然後輕輕閉上雙眼，眼皮幾乎不互相接觸，讓眼睛放鬆。

你可以讓眼睛泡個「溫水澡」，快速搓揉雙掌直到變熱。接著溫柔地將手掌覆在眼皮上，讓皮膚的熱度滲入眼皮。

## 頸部

這些運動非常適合用來釋放掉頸部後方肌肉累積的緊繃。如果你有緊張型頭痛或受僵硬的肩頸之苦，這些動作會很有幫助，可以一天練習數次。

1. **向前向後彎：**慢慢呼氣，將頭往前帶，下巴朝向胸部。感覺到後頸肌肉的伸展。慢慢吸氣，將頭抬起往後，伸展頸部前方的肌肉。然後一個呼氣，慢慢地將頭帶回中央，眼睛往正前方看的位置。

2. **下巴在肩部上方：**呼氣，將頭盡量向左轉，如果可能的話，試著轉到讓下巴在肩膀的正上方。吸氣將頭轉回朝正前方。往右邊重複同樣的動作。

3. **耳朵在肩部上方：**呼氣，將左耳帶向左肩。吸氣回到中央。呼氣將右耳帶向右肩。再一次，吸氣回到中央，然後放鬆。只有頭部和頸部動作，不要抬肩去靠近耳朵。

4. **龜式**：肩膀保持不動，呼氣將下巴和頭部在舒服的前提下盡可能往前推，嘴巴閉住，牙齒併攏。吸氣，慢慢回到中央；然後將頭往後移，往脖子方向收下巴到變成雙下巴的程度。呼氣放鬆，回到中央位置。

5. **轉動頸部**：將下巴往胸部放低，慢慢地開始以順時鐘方向轉動頭部。頭往上、往後時吸氣，往前、往下時呼氣。順時鐘方向與逆時鐘方向的轉動次數需一樣。頭部、頸部和身體應放鬆，讓頭部能自在放鬆地轉動。

6. **獅子式**：坐在椅子上向前傾，肩膀往前，呼氣將下巴和頭部在舒服的前提下盡量往前伸，嘴張大，吐舌往下，試著以舌頭碰觸下巴。同時將雙手放在膝蓋上，手臂打直，手指張開施力，以拉緊手、手臂和肩膀。眼睛應聚焦在雙眉之間的一點。全身應受到伸展。短暫停留在此姿勢上時屏息。然後吸氣，坐回原來的姿勢，再重複上述的動作。

1. 站立或坐著，雙臂垂放在身側。
2. 開始轉動左肩畫完整的圓，先往前朝向胸部中央，進行時吐氣。接著，將肩膀朝耳朵往上、往後，同時吸氣，試著以肩胛骨碰觸脊椎，接著往下轉回至開始時的位置。
3. 以這個方向轉動三次後，再往反方向轉動三次。
4. 完成後，以右肩進行相同的動作，完成後雙肩同時進行。然後放鬆。

這些簡單的運動可以在一天內輕鬆地做上數回（記得要讓動作與呼吸協調）。這些動作不只能伸展肌肉，同時可以增加我們對內在動作及其相關感覺的敏感度。如此一來，也會演進到能增強控制力和減少肌肉中的慢性緊繃。

## 放鬆

### 攤屍式

1. 躺平，輕輕地閉上雙眼。
2. 雙腳以舒服的間距張開，雙臂放在身體兩側，手掌朝上，手指微彎。雙腿不要互碰，手和手臂也不要接觸到身體。不要隨便亂躺或是將四肢大張，躺著時，讓身體左右對襯。
3. 進行橫膈膜式呼吸，維持均勻穩定的呼吸。專注在消除呼吸中的所有暫停、急促和抖動，讓呼吸盡可能地平穩。

身體在這個位置上像是屍體一般，靜止而放鬆地躺著。不要開始打瞌睡，這是很重要的；要保持心靈的警醒，專注在呼吸的流動上。

在每種伸展動作之間，進行攤屍式來放鬆，直到呼吸和心跳回復到正常即可。在伸展動作之前與之後放鬆時，初學者在攤屍式上不要停留超過十分鐘。

在進行接下來的伸展動作之前，攤屍式可以將心靈集中，讓它準備好專注在身體上。攤屍式可以幫助放鬆骨骼肌肉、增進伸展度，同時避免受傷的可能性。在每個伸展動作之間，攤屍式可以幫助放鬆並將心靈準備好進行下一個系列動作。在運動後進行，可以減少疲勞。而在工作中的午休時間，攤屍式可以放鬆並喚醒心靈和身體。

## 伸展

### 側邊伸展

1. 以簡單的站姿站好。
2. 吸氣，開始慢慢地將右臂由側邊由外、往上伸展，手掌朝下。
3. 當手臂來到肩膀高度時，將手掌翻轉朝上。繼續吸氣抬手臂，直到手臂在耳朵旁。
4. 持續吸氣，雙腳在地上站穩，將整個右側身體向上伸展。

5. 接著，不要讓身體或右手臂向前或向後彎，開始呼氣並慢慢地由腰部側彎，讓左手下滑至右腿旁。

6. 做三次完整的呼吸，呼氣與吸氣等長。

7. 吸氣，慢慢地將身體帶回直立位置。

8. 呼氣，慢慢地將手臂往下，在肩膀高度時將手掌轉朝下，再繼續往下，回到簡單站姿。

9. 專注在呼吸上，直到身體完全放鬆。

10. 接著在另一邊重複同樣的動作。

注意：若要加強此伸展，可以併攏雙腿重複此動作。

## 簡易背部伸展

1. 以站姿站立。

2. 手指頭朝下，將雙掌掌根貼放在臀部上方的脊椎兩側。

3. 呼氣，輕輕地將髖部往前推，慢慢地讓頭部、頸部和軀幹在舒服不強迫的狀況下，盡量往後彎。

4. 吸氣，回到站姿，雙手放在同樣的位置。整個身體保持放鬆，慢慢地盡可能向前彎。在這個姿勢上，停留到背部所有的肌肉都完全放鬆。

注意：這個前彎會平衡後彎的效果。

## 角式

·第一式：

1. 站姿，雙腳間距約兩到三個腳的寬度。
2. 雙臂放於身後，以左手抓住右手手腕。
3. 兩腳腳跟在同一條線上，右腳朝外，與左腳呈九十度角。（初學者可將左腳略朝內（右轉）一點點，動作時會比較舒服。）

4. 吸氣，將身體朝右腳方向轉。呼氣，由髖部往下彎，在舒服的前提下，將頭部盡量貼近右腳膝蓋。均勻地呼吸，在這個位置上停留做五次呼吸。吸氣，慢慢抬起身體；呼氣，轉回朝向前方。轉動右腳朝向前方。在左側重複此動作。

・第二式：

1. 雙臂打直，雙手手指在背後交握。
2. 右腳轉向與左腳呈九十度角，轉動身體，然後由髖部朝前往下彎，將頭部帶向右腳膝蓋。
3. 將雙手在舒服的限度內舉過頭頂。均勻地呼吸，在這個位置上停留做五次呼吸。
4. 吸氣，慢慢地抬起身體，轉回朝向前方。
5. 在左側重複此練習。
6. 然後在雙腳朝前的位置上，重複此套動作。

·第三式：

1. 手臂打直，雙手在背後交握，手掌相貼。
2. 呼氣，抬起手臂的同時身體向前彎到舒服的限度。均勻地呼吸，停留在此姿勢上呼吸五次。
3. 吸氣，將手推往地板方向，將頭部、頸部和軀幹向後彎，記得要是舒服不勉強的狀態。均勻呼吸，停留做五次呼吸。
4. 慢慢地回到站姿放鬆。

## 軀幹扭轉

·第一式：

1. 以簡單站姿站立，雙腳間距兩到三個腳的寬度。
2. 雙臂高舉過頭，雙手手指交握。雙臂保持在耳朵旁，身體從肋骨往上伸展，以順時鐘方向轉動上半身、雙臂和手。腰部、髖部和雙腿維持不動。

3. 當身體往右、往後時吸氣；往左、往前時呼氣。
4. 往順時鐘方向轉三圈，接著往逆時鐘方向轉三圈。接著進入第二式的位置。

・第二式：

髖部保持不動，從腰部（含上半身、雙臂和手）開始轉動，重複上述的動作，順時鐘方向轉三圈，逆時鐘方向轉三圈。接著進入第三式的位置。（記得按照第一式中描述的呼吸方式呼吸。）

・第三式：

雙腿保持不動，從髖部（含腰部、上半身、雙臂和手）開始轉動到舒服的限度，以繞大圈的方式轉動並扭轉身體整個上半部。順時鐘方向轉三圈，逆時鐘方向轉三圈。（記得按照第一式中描述的呼吸方式呼吸。）

完成後放鬆，專注在呼吸上。

平躺，進行橫膈膜式呼吸，並專注在呼吸上五分鐘，完成此一系列運動。這是練習第7章最後描述的二比一呼吸法的最佳時刻。

## 拜日式

這是一套整合的練習，可以伸展及柔軟脊椎、四肢和關節。拜日式是十二個姿勢的系列動作，動作之間優雅地持續銜接。先熟悉動作後，再以呼吸協調配合。當你持續兩到三個早上做七或八或更多次，就會發現練與不練時的不同感受。（這是作者最喜歡的甦醒練習。）好處不勝枚舉。接下來的指引取自《哈達瑜伽手冊第一部》：

睡覺時，身體是躺臥在不活躍的狀態。在這段時間裡，意識心靈停止功能，新陳代謝率降低，體液的循環緩慢，身體其他作用功能皆大幅減少。在甦醒時，身體和心靈都需要從這樣不活躍的狀態下轉換至活躍。拜日式經由按摩和刺激身體的腺體、器官、肌肉和神經，能幫助進行這樣的轉化。當呼吸頻率上升，將更多的氧氣帶入肺部，便能讓心跳速度加快。這就讓更多的血液通過肺部帶動氧氣，將更多帶氧的血傳送至身體不同的部位。

換句話說，做拜日式能激發身體能量。這是個很美好的練習。試著做一個月，逐漸地在每天早上增加練習的次數直到至少可以做八至十二次。你將會注意到接下來一整天有不同的感受。

1

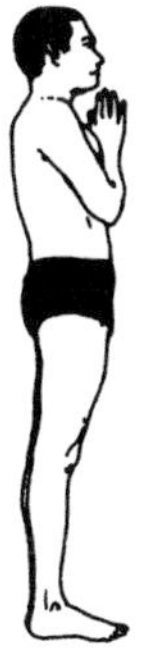

·**動作一**：（動作時吐氣）站穩，頭部、頸部和軀幹保持在一直線上。初學者可以稍微分開雙腳。雙掌合十如祈禱般，將手放在心臟前方，輕閉上雙眼。安靜地站立，專注在呼吸上。

2

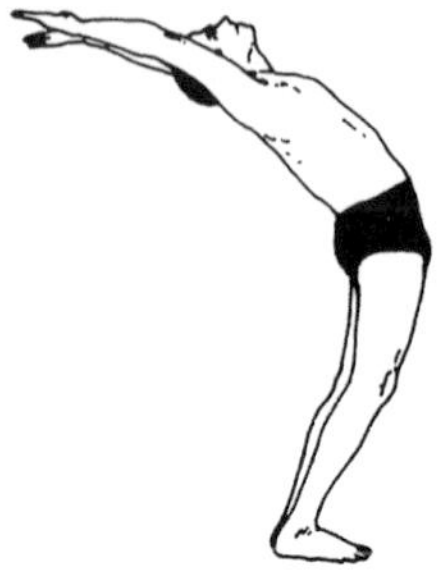

3

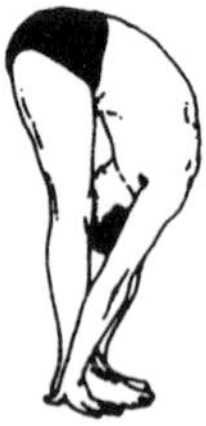

・**動作二：**（動作時吸氣）吸氣，微微放低雙手，手掌朝前方，往前伸展手和手臂。手臂高舉過頭，直到手臂在耳朵兩側。腿打直，頭在雙臂之間，脊椎圓拱朝後彎，但不要用力。

・**動作三：**（動作時吐氣）呼氣，從髖部啟動前彎，保持背部的直線，雙臂在耳旁。繼續前彎，雙掌放在雙腳邊，手指與腳趾對齊。把頭帶向膝蓋，腿保持打直。如果不彎腿就無法將手放在地上，就將手在舒服的限度內盡量放低，不要勉強。

4

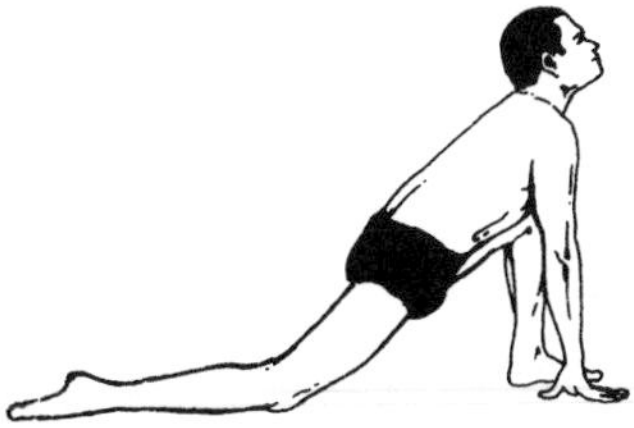

5

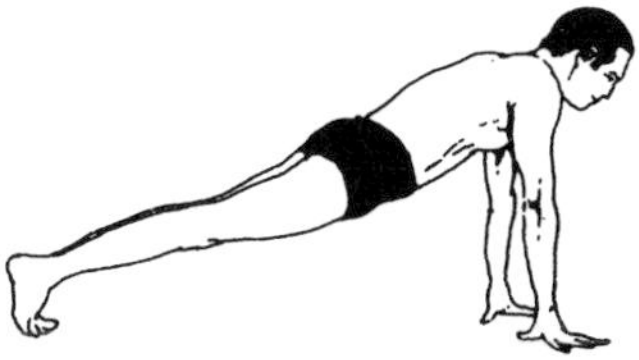

·**動作四：**（動作時吸氣）若有需要，在此位置上可以曲膝，以便手能接觸地面。吸氣，將右腿往後伸展，右腳背貼於地面，腳趾伸長。左腳維持在雙手間，雙手穩穩地放在地面。拱背向上看，頭部盡量往後伸展。從頭部到右腳尖形成一個優雅的弧線。

·**動作五：**（屏息）屏住呼吸。（這是唯一一個需要停止呼吸的位置。）以右腳腳趾頭著地，左腿往後伸展至與右腿並列。手臂維持打直，身體從頭到腳成一個傾斜的平面。這個位置像是要開始進行伏地挺身的動作。

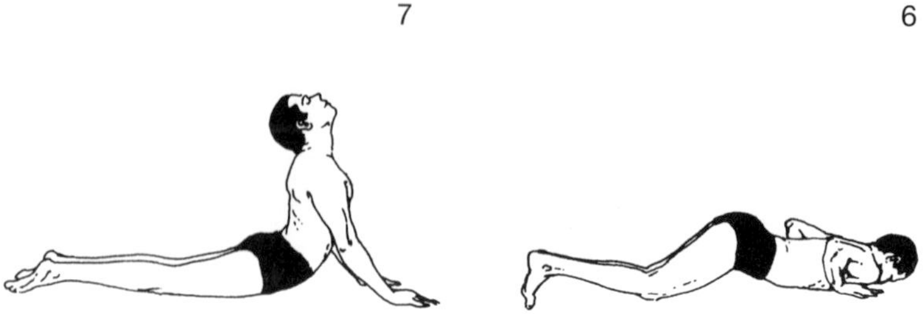


．**動作六：**（動作時呼氣）呼氣，先將膝蓋放下，接著胸部貼向地面，手指尖與胸部在一直線上。收下巴並將前額貼於地面。在這個位置上，只有腳趾、膝蓋、手、胸部和前額貼在地面。鼻子不貼地，手肘靠近身體。

．**動作七：**（動作時吸氣）手和前額不動，放鬆雙腿將腳延長，讓身體平貼於地面。吸氣，慢慢地抬頭。首先將讓鼻子碰到地面，接著是下巴，然後往前、往上伸展頭部。不要使用手臂或手的力量，慢慢地抬起肩膀和胸部；向上看，在舒服的限度內盡量往後彎。在這個位置上，肚臍停留在地面上。只用背部的肌肉將胸部抬起。不要使用手臂和手將身體推離地面。雙腳雙腿保持併攏，放鬆。

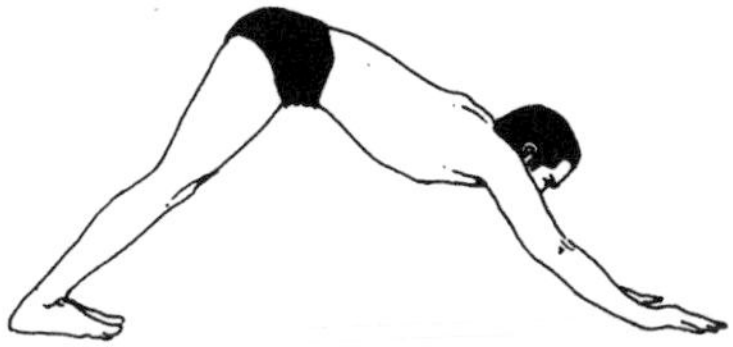

8

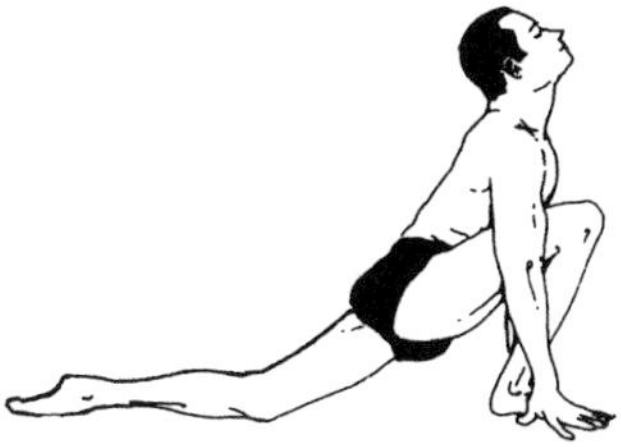

9

．**動作八：**（動作時呼氣）不要調整腳和手的位置，將腳打直，使其朝向手的方向。呼氣，手臂打直，將臀部推向半空中。將頭部帶到雙臂之間，試著輕輕地將腳跟貼到地面。

．**動作九：**（動作時吸氣）吸氣，曲右膝，將右腳往前放在雙手之間，腳趾與手指對齊。左膝和左腳背放在地面，伸長腳趾頭。挺背向上看，盡量往後彎。

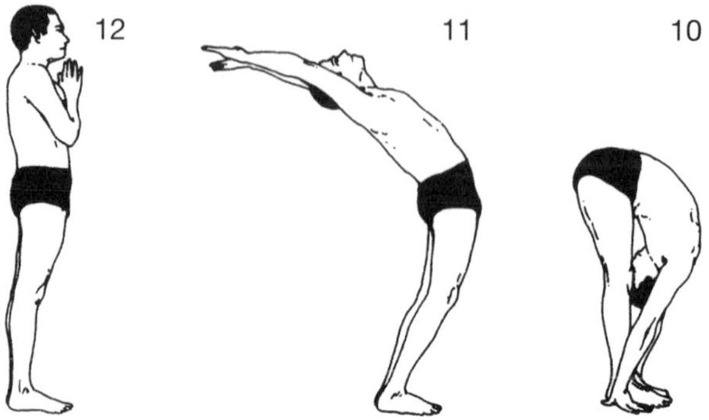


・**動作十：**（動作時呼氣）呼氣，將左腳往前移到右腳旁，雙掌保持貼地。雙腿打直，頭帶向膝蓋。

・**動作十一：**（動作時吸氣）吸氣，慢慢地抬起身體，手臂往外、往上伸展後再回來。記得手臂要在耳朵旁，腿要打直。

・**動作十二：**（呼氣）呼氣，回到站直的位置。慢慢將手臂放下，手帶到胸前合十。

重複進行拜日式，但在動作四和九時交換腿的動作，伸展與前一次不同的腿。接著如描述過的方式放鬆。

# 第6章　生命的呼吸

Freedom

呼吸與自主神經系統有著獨特的關係，因此呼吸在決定我們是否受壓力所苦上，扮演了不可或缺的重要角色。首先，我們的呼吸功能可以是隨意或不隨意。也就是說，我們可以有意識地調整自己的呼吸，也可以忘掉呼吸這件事，且能在毫不覺察的情況下繼續呼吸。也就是這個能力（以及與心靈／身體互動關係上的意涵），讓呼吸在控制與消除壓力上極其重要。

西方的醫學科技、哲學與心理學，一直深受心靈與身體之間的關係吸引，但從來沒有文獻對此做出明確的定義與闡釋。換言之，心靈與身體之間的關係雖然是已知的，卻未受到瞭解和認識。不過在瑜伽科學中，這個關係已經受到有系統的研究與定義達千餘年。經由透澈的內在專注、實驗與研究，資深瑜伽士們已探索過這個複雜的領域，並認知明辨出呼吸是身體與心靈之間的關鍵中介元素。

另一方面，西方的科學對呼吸研究的主要觀點，是放在透氣灌注（ventilation perfusion）和血液氣體（blood gases）上。儘管這是呼吸的主要功能之一，但近來科學界已經開始檢視另一項功能，那就是呼吸與自主神經系統、中樞神經系統之間的關係。正因如此，我們知道神經方面的功能性改變，會反映在呼吸模式的改變上。例如，憂鬱症的情緒狀態會反映在呼吸上，呈現出經常性的嘆氣和淺而無節奏的呼吸；而突然且尖銳的疼痛，總是伴隨著急遽的吸氣或是倒抽一口氣的模式。這兩個是最明顯的呼吸模式反映出心理與生理事件的例子。

呼吸也會對相同的心理與生理過程產生作用（影響或修正）。比方說，如果你生氣了，就可以簡單地透過放慢呼吸和確認任何時候都不會屏息的方式，開始讓自己鎮靜下來。因為呼吸這麼輕鬆地就可以對神經系統產生影響，因此它在控制和消除壓力上是極為重要的。

西方人常忽視呼吸（除非是肺部嚴重的病理狀況，像是氣喘或肺氣腫），因此容忍任何習慣成形的呼吸模式。不幸的是，這不僅會造成並持續常態壓力的狀態，還會讓我們無法從中獲得舒緩，不管我們做再多的伸展和放鬆運動都無法辦到。

由於呼吸是控制壓力和發展專注力的中心，瞭解呼吸的生理過程就很重要，其中有數點尤其需要學會。呼吸首要的基本功能在於，呼吸提供氧氣進入血流中，血流將氧氣帶往整個細胞結構內。我們也必須要知道，呼吸與自主神經系統、情緒狀態之間的關係。應該要學會適當的呼吸方法，因為呼吸方法會影響肺部的動作，也就影響了我們的健康。舉例來說，當得知令人震驚的消息時，人的頭腦會失去平靜。這就會干擾肺部的動作，因而讓心跳失去規律。不規律的心跳會干擾通往腦部的血流，進一步影響了自主神經系統而導致失衡。最後我們要瞭解，從鼻子呼吸而不是從嘴巴呼吸的重要性。所有這些過程都息息相關，且相互影響。

## 呼吸的生理學及其治療價值

肺部的主要功能在於提供機制讓氧氣進入肺中，以及讓二氧化碳從血液中排除。呼吸的動作會將空氣帶入肺中。帶入肺中的空氣組成，大致是二十一%的氧、七十八%的氮、〇．九%的氬，和其他包括了二氧化碳的氣體。當空氣被帶入後，會在「支氣管樹」中分散到肺中最小的功能部位——被微血管包圍，名叫肺泡（alveolus）的小囊中，如圖6-1（二四二頁）所示。肺部組織的形狀就像是樹一樣。主軀幹是通風的管道（氣管），分支多次成更小的枝幹，而肺泡就等於是樹葉。就像大樹是由樹葉進行呼吸一般，我們的呼吸也是在肺泡中進行，在此將氧氣擴散至血液中，將二氧化碳擴散至肺泡裡。提供身體能量燃料的養分需要以氧氣燃燒（氧化）。氧化過程所產生的二氧化碳和水成為廢棄物，分別透過肺（二氧化碳）和腎臟（水）從身體排除。

若要更清楚瞭解呼吸的作用，可以想像自己的軀幹像是一個壓扁的圓筒，圓筒分成上方的艙房（胸腔）和下方的艙房（腹腔）。胸腔是由肋骨形成的胸廓結構所定義而出；胸廓能提供胸腔堅固的支撐力。胸部圓筒最寬的部分是在下方，即肋骨長度最長、弧度最大的區域；而這個區域內的空間被肺臟所填滿。

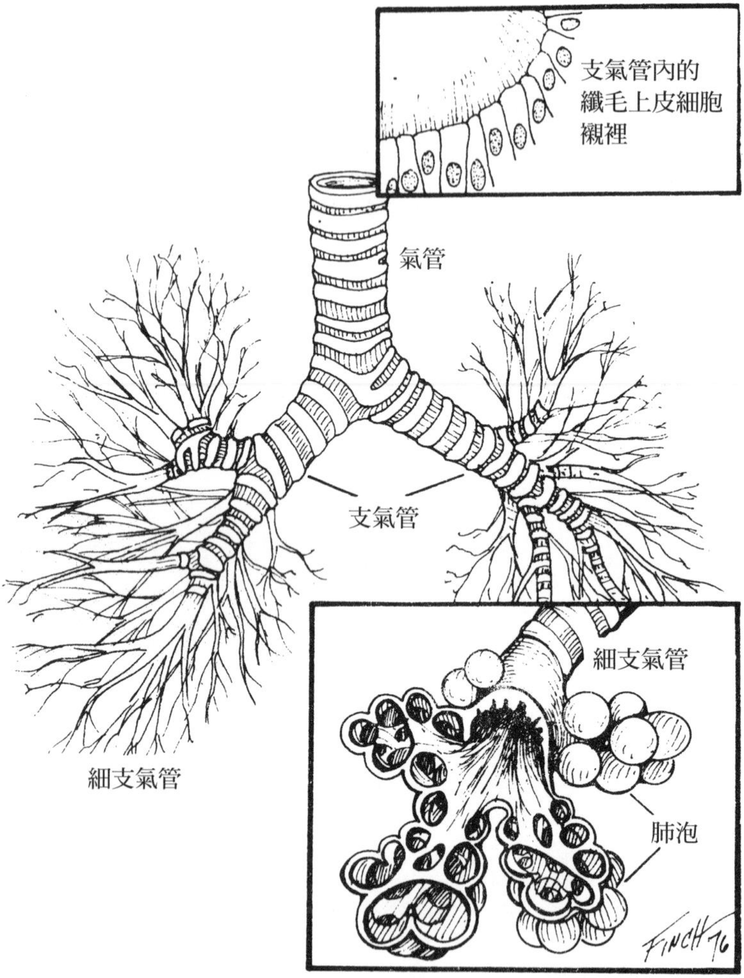
支氣管內的
纖毛上皮細胞
襯裡
氣管
支氣管
細支氣管
細支氣管
肺泡
FINCH 76
圖 6-1：支氣管樹

當圓筒擴張時，會產生吸氣情形，進而將空氣帶入肺中。而呼氣情形就在反作用的壓縮力產生時發生（主要是因為肺部的彈性，但也透過胸腔外在堅固的結構而造成），將整個結構推回到原來的位置。

有兩個主要的機制，提供了肺部必要的擴張與收縮。一個是「胸機制」（thoracic mechanism），稱為胸機制的原因是，胸腔的擴張與收縮是由肋間肌（intercostal muscles，特殊作用肌肉，在肋骨周遭及其間）進行。吸氣時，外方的肋間肌將肋骨往上、往前帶，增加胸腔的直徑，將空氣吸入肺中。夾在肋骨間的肋間肌則進行反制作用，也就是將肋骨往下拉，減少肺容量而形成呼氣。這樣的機制被稱為「胸式呼吸」；不幸的是，這也是大多數人的習慣性呼吸模式。之所以說「不幸」，是因為這種呼吸模式與壓力緊密相關。

呼吸的另一個主要機制是橫膈膜，同樣也可以將空氣帶入胸腔內。如圖6-2（二四四頁）所示，橫膈膜是一個大的圓頂肌肉層，位在胸腔的底部，像地板一樣將胸腔與腹腔分隔開。收縮時，橫膈膜被拉緊，或說拉

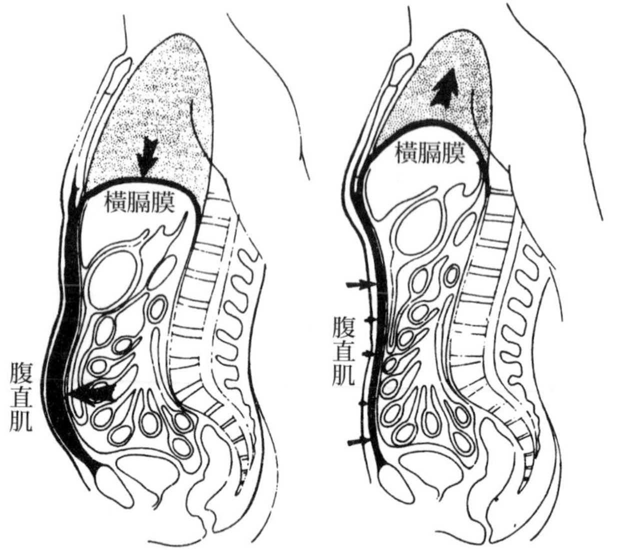


圖 6-2：強制呼氣時的橫膈膜與腹直肌協同效應

平，造成真空效應而將空氣吸進肺部。在站立或坐姿時，呼氣發生在腹部肌肉（為反制橫膈膜的肌肉）微微收縮，將器官推回及往上。回推往上的力量將橫膈膜放鬆並回歸到其原來的圓頂位置，減少了胸腔的容量。這是呼氣很重要的一部分。當躺著的時候，地心引力擔任了反制橫膈膜的角色，將上揚的腹部往下拉，施力將具彈性的腹部器官推往胸腔方向。這同時也將橫膈膜推回到原來的圓頂位置，並成為呼氣作用的一部分。呼氣主要來自肺部的延展性，是透過肺部從表面張力回復的能力而產生。肋間肌和腹部肌肉能否擴大呼氣，抵制地心引力，端視使用的呼吸機制而定。

橫膈膜式呼吸能溫和地按摩內臟，將內臟來回推動。這被認為能幫助將適當的血流分散入器官中，並成為正常腸道蠕動的驅動力之一。這種按摩的功效不會在胸式呼吸中產生。橫膈膜式呼吸也是控制壓力非常重要的工具。要瞭解橫膈膜式呼吸完整的重要性，我們需要檢視它在健康與放鬆功能性上的貢獻，這些貢獻是：

- 增進心肺系統的效能。
- 保持非激發的放鬆狀態，反制在胸式呼吸時所發生的生理激發。
- 呼吸動作（實際呼吸的流動）進出身體的規律化。

## 增進心肺效能，呼吸不再費力

血液從心臟直接打入到名叫「肺泡」的小小氣囊中，在這裡，新鮮的氧氣分子在血液中與二氧化碳分子進行交換（二氧化碳分子透過靜脈系統，成為細胞中的廢棄物回到肺泡中）。新鮮充滿氧氣（能量）的血液，直接回到心臟，從心臟輸送至全身。細胞若要繼續生存下去，這樣的氣體交換是絕對必要的，因為沒有新鮮帶氧的血液，所有組織的細胞就會停止運作。像中風就是發生在往腦部輸送的血液被中斷，造成大腦特定區域開始死亡。人可能會死亡、癱瘓，失去聽覺、視覺或語言能力，或其他各類不同的症狀，就看是哪些及多少細胞受到影響。

第一批新鮮的帶氧血直接進到心臟中，供應心臟的肌肉維持生命所需的氧氣。多數的心臟病發作（心肌梗塞），是送到心臟中的帶氧血不足的結果，通常是因為動脈阻塞（或動脈硬化）。這樣的結果導致心臟肌肉細胞的死亡。事前的警訊像是劇烈的胸部疼痛（心絞痛），是心臟缺乏氧氣且細胞開始死亡的信號。如果情況持續下去，就會干擾心臟的電流活動，進而干擾心臟的跳動。

橫膈膜式呼吸跟這樣的狀況有什麼關係？胸式呼吸難道不會供應氧氣給血液嗎？會，但是並不足夠。

圖6-3（二四八頁）是肺中血液的分布圖。因為地心引力的關係，大多數的血液是在肺的下半部進行氣體交換。當我們以胸腔呼吸，該部分擴張時會將空氣吸入肺上部的三分之二，如圖6-4（二四八頁）所示。這樣的結果是氣體交換不足，使得心臟和肺部必須要更加努力工作以獲得足量的氧合。

另一方面，在橫膈膜式呼吸中，空氣被徹底吸進充滿帶氧血的肺葉下端，如圖6-5（二四八頁）所示。這就增加了整個心肺運作的效能。

不管使用哪種呼吸方式，身體消耗的氧氣量並沒有不同，但要達到相同的氧合量，最大的差別就在於心臟與肺部工作量的需求。事實上，將胸

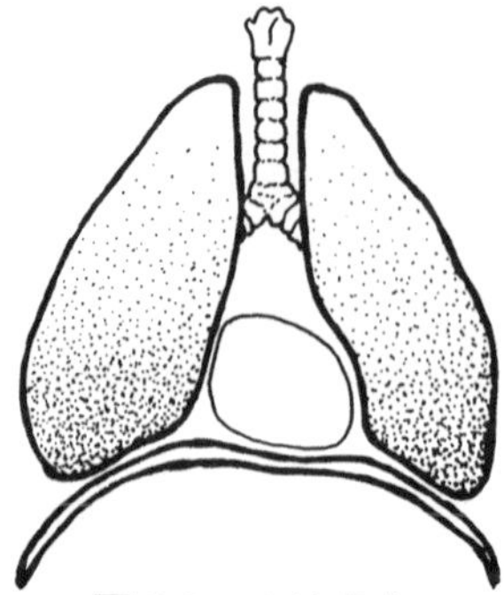

圖 6-3：血液分布

顏色愈深的區域，可供氣體交換的血液濃度愈高。

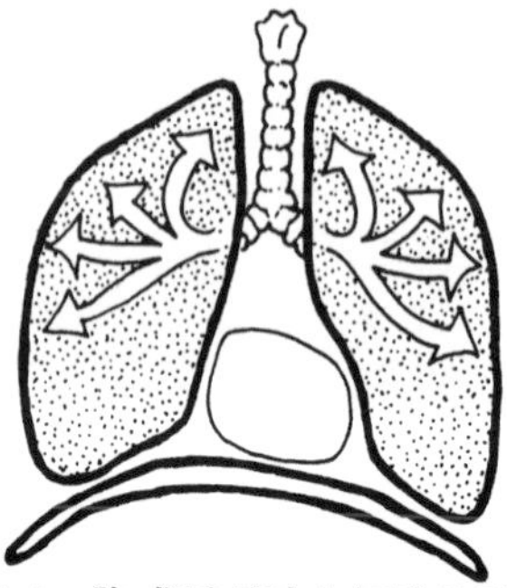

圖 6-4：胸式呼吸時空氣進入肺內

胸壁擴張，將肺往外拉，形成局部的真空。

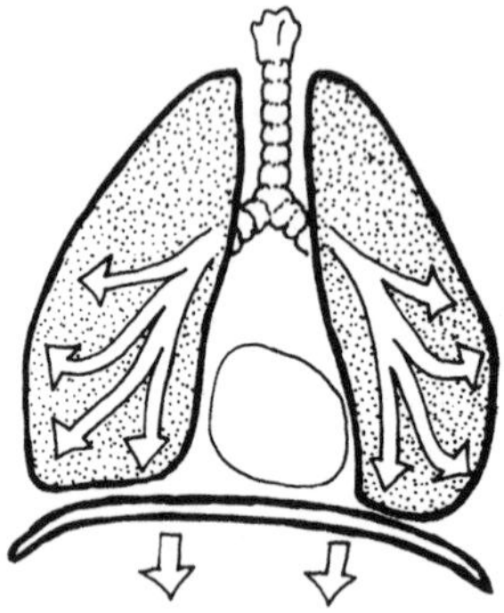

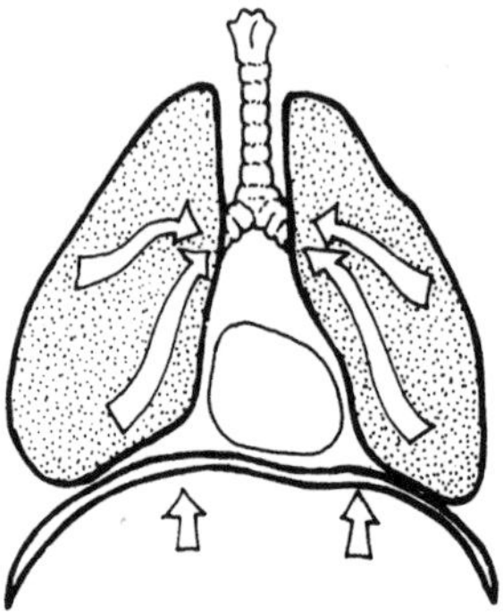

圖 6-5：橫膈膜式呼吸時空氣進入肺內

橫膈膜收縮，被往下拉（平），形成更完整的真空狀態，將空氣吸往肺葉下方。

呼氣時，橫膈膜放鬆，被推回圓頂狀態，迫使空氣離開肺部。

式呼吸改為橫膈膜式呼吸後，心肺系統的工作量會減少五十%。這可以從每分鐘的呼吸次數看出。長期採用胸式呼吸者，每分鐘呼吸次數大約是十六到二十次，而習慣採用橫膈膜式呼吸者，每分鐘則呼吸約六到八次。在二十四小時內，長期胸式呼吸者要花上兩萬兩千到兩萬五千次；而習慣性橫膈膜式呼吸者，則只要一萬到一萬兩千次。差別十分明顯。

很多人會把「習慣性呼吸」和「自然呼吸」這兩個語詞弄混淆了。多數人相信我們的呼吸模式是我們的自然方式，但事實上，呼吸模式主要是受習慣塑造而成。自然呼吸方式的最佳觀察對象是健康的嬰兒。如果你仔細觀察，就會看到嬰兒呼吸時胸部極少或完全無動作，只有腹部在上下起伏（顯示在進行橫膈膜式呼吸）。但當嬰兒處在壓力之下（因為飢餓或不適）開始哭泣時，你就會看到他的胸部隨著橫膈膜的律動上下。

不過隨著成長，我們發展出不良且不健康的呼吸模式，取代了天生而成的模式，最後我們在每日正常休息狀態下的呼吸不再運用橫膈膜。事實上，在許多案例中，橫膈膜「凍結」了，極少甚至完全沒有運作。在這樣的案例中，橫膈膜在原位保持僵直，而呼吸則完全透過胸部肌肉進行。

發展出不良呼吸習慣的原因有很多個，就跟發展出不良的姿勢習慣一樣。社會和文化的整體扮演了主要角色。例如，女性被告知平坦的腹部才吸引人，就學會收腹部。但不讓腹部肌肉向外擴張，就阻擋了內部臟器向外移以便讓橫膈膜拉平。這樣就會凍結橫膈膜，逼迫人仰賴胸式呼吸。束腹、束腰和緊身衣物也會阻礙腹腔自然的擴張，干預橫膈膜式呼吸。

在另一方面，男人常被告知要挺起胸膛「當個好漢子」。這在軍事訓練中是家常便飯，但胸部誇大的擴張會妨礙橫膈膜式呼吸，使人仰賴胸式呼吸機制。好玩的是，鼓起胸部的姿勢對軍隊的目的（激發是必須也是必要的）來說，卻是相當適合的。但對每日的正常功能來說，「男子漢大丈夫」的胸膛不只是不正常，也會造成壓力。

在成長過程中經歷的心理創傷，也會造成胸式呼吸的發展。你可以觀察到恐懼會使人收緊了胃部肌肉，阻礙橫膈膜的動作。例如，孩童在被父母或具權威的人物責罵時，你會看到他們的胃部肌肉緊縮，迫使他們倚靠胸式機制呼吸。我們在成長過程中都經歷過這類的創傷，而這些創傷也影響了我們的呼吸模式。

我們的姿勢同樣也影響了我們的呼吸模式。大多數人的坐姿不適當，未保持頭部、頸部和軀幹的直立。相反地，他們彎腰駝背或垂頭喪氣，脊椎朝外彎曲，腹腔微彎折。這完全妨礙了橫膈膜的動作，再一次使人仰賴胸式呼吸。除此之外，不良的姿勢也會讓交感神經與副交感神經的神經節結索（gangliontated cords）無法適當運作，進而影響到整個神經系統。

因為這些和其他更多原因，我們發展出導致增加壓力和無效使用心肺系統的習慣呼吸模式。另一方面，橫膈膜式呼吸能減輕心臟的工作，讓整個系統開始以較放鬆的方式運作。當心血管疾病以心絞痛等方式出現時，採用橫膈膜式呼吸是一個緊急措施，可被用來將更多的氧氣帶入過量工作的心臟中。但何苦要等到心臟出問題了才做呢？

## 自主神經功能與呼吸

情緒失衡會干擾呼吸模式，急促的呼吸同樣會干擾心靈。而當心靈受到干擾時，體內的生物化學也會受到影響。這很容易就可以看到。只要注意你的呼吸模式，就會發現當情緒狀態改變時，呼吸就會隨著改變。舉例來說，當緊繃或受到驚嚇，憤怒或專注時，你可能會發現自己無意識地憋氣，在長度不一致的呼吸間停頓。同樣地，當一個人沮喪時，你會發現他的呼吸非常淺，而且會經常嘆氣。就如心理／情緒狀態影響了我們的呼吸方式，反之亦然，因為我們的呼吸模式與情緒及生理狀態是緊密相關的。一方影響另一方，也受另一方影響。例如，如果你想要一個平靜穩定的心靈，呼吸就要平靜而穩定，沒有任何的噪音、急促、淺短或過長的停頓。在西方世界，我們正要開始探索這之間的關係。

自主神經系統在此區域擔任了重要角色。第二章中曾提過，左右迷走神經幾乎占了八十％的副交感神經組織，而這兩組迷走神經在與主要臟器相連之前會通過胸腔。胸腔的不同動作會刺激迷走神經來增加或減少其活動，而此增加或減少則視涉入其中的特殊動作（也就是施加的壓力）而定。

艾倫・海姆斯博士在《調息・呼吸的科學》（*Science of Breath*）一書中指出，胸式呼吸直接與「戰鬥－逃跑」激發機制的啟動相關，在危險或需要激發時，呼吸的胸式機制與橫膈膜式機制會同時發生。人因此可以運用完全的肺功能。但當沒有需要啟動激發機制時，就不需要用到完全的肺功能。事實上，如果一個人在沒有需要時仍繼續使用完全的肺功能，整個生理系統會變得失衡，而人也會因此處在壓力之下。

而這正是當我們習慣性採用胸式呼吸而非橫膈膜式呼吸時，會發生的事，因為在胸式呼吸中，肺部的動作會讓激發機制保持活化。儘管明確的機制尚未完全明朗，但以目前的觀察來看，似乎是與胸式呼吸相關聯的動作，會漸進地施加壓力在右迷走神經上，使其維持激發機制的活化。不管機制為何，胸式呼吸的結果是持續在身體內施力和施加壓力在心靈中。換句話說，只要我們呼吸時是使用胸部肌肉而非橫膈膜，就會不斷造成不必

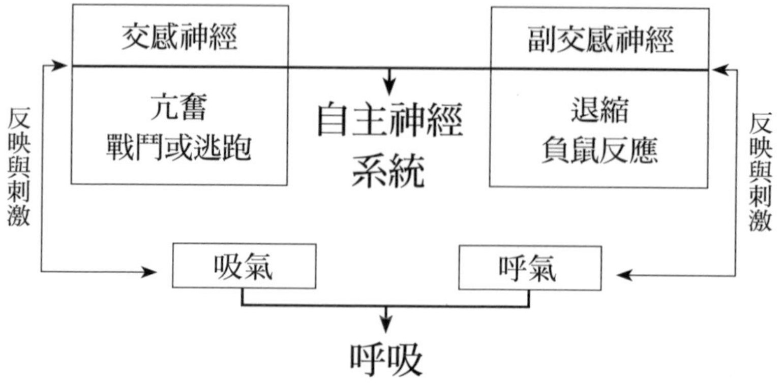


**圖 6-6：呼吸與自主神經平衡**

要的壓力。我們就無法放鬆。

要瞭解自主神經是如何與我們的呼吸相關聯，先參考圖6-6。從圖中可以看出，吸氣直接但細微地反映及刺激交感神經觸發，而呼氣則直接但細微地反映及刺激副交感神經觸發。

從很多例子上都可以看到這樣的關係。例如，我們注意到，吸氣時心跳速率會加快，而接下來的呼氣則會讓心跳緩慢下來。這個現象被歸因於在胸腔當中機械化施力的結果，但更可能是因為肺部動作影響到迷走神經的效果。

我們可以透過自主神經活動在呼吸模式上產生的效果，更進一步看出此關係。舉例來說，如果一個人預期自己臉上會被猛力甩一巴掌，在正常狀況下就會產生立即而強烈的交感神經釋放，做為即時的激發反應。在呼吸模式上的反應是迅速地吸氣，或如果被甩巴掌時剛好是在呼氣的過程中，則會倒抽一口氣。

另一方面，強烈的副交感神經狀態，像是沮喪，則帶著嘆氣的特性。從來沒有人會說「沮喪地倒抽了一口氣」。其他情緒狀態像是焦慮或憤怒，也會顯示出中斷的混亂呼吸模式。由於吸氣與交感神經活動，呼氣與副交感神經活動有著直接的關係，不均勻而無節奏的空氣流動模式（或是呼吸動作），會讓交感神經和副交感神經所受的刺激不均，進而造成自主神經的失衡或產生壓力。到現在，你應該已經知道了習慣性的不規律呼吸模式會導致習慣性壓力。

我們可以透過均勻的呼吸將肺部的動作規律化，進而讓自主神經功能平衡。這麼一來，當一個人感受到壓力時，就可以有意識地讓呼氣與吸氣

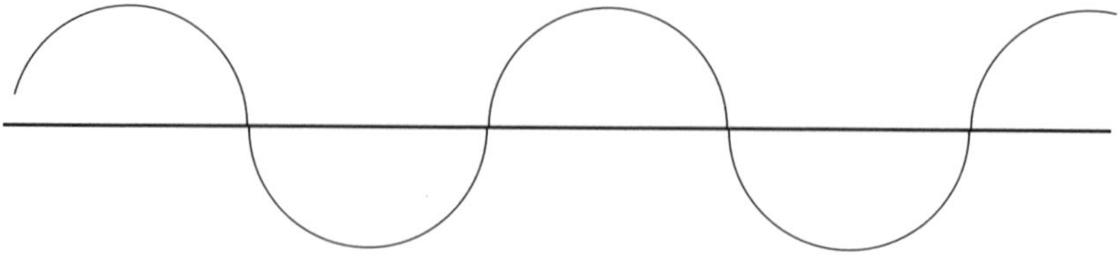

圖 6-7：正弦波，均勻平穩的波狀線條

均勻，來回復自主神經的平衡。壓力就不會產生了。

更進一步來說，操控呼吸模式與自主神經功能之間的關係，能帶來可預期和可受控制的亢奮或放鬆變化。例如，二比一呼吸練習（在本章最後會解說）中，呼氣是吸氣的兩倍長度，因此給予副交感神經的釋放較大的刺激，也就帶來深層的放鬆。專注在呼氣上做為誘發放鬆的技巧，是很常見的練習，但練習時不要超過個人的限度。進行呼吸練習時，需要感覺舒適。

呼吸的流動（肺部動作的流暢與平均）可利用一個名叫「科特爾鼻阻壓檢查儀」（Cottle rhinomanometer）來測量。受試者透過一個置於鼻上的呼吸器呼吸，儀器會以線條圖記錄波狀動作。呼氣的線條在基準線上方，吸氣的線條在下方。理想的動作，或說是呼吸的流動，看來像是正弦波——均勻平穩的波狀線條，顯示出均勻未受中斷的呼吸流。

在喜馬拉雅機構的研究人員發現，幾乎沒有人在接受適當訓練之前，就開始進行此類的呼吸流模式。多數人的呼吸模式都與此種理想模式大相逕庭。

初步的研究顯示，嚴重的病理狀態會反映在波狀模式上。例如，美國芝加哥著名耳鼻喉科專家莫里斯．科特爾（Maurice Cottle）醫師的研究顯示，有一種特殊的波狀模式與心臟病發作相關。這個波狀模式被稱為週期間休息或停頓（mid-cycle rest/pause），如圖6-8（二五八頁）所示。

如圖6-8的模擬模式所示，週期間休息是在呼氣之後與吸氣之前，呼吸過程中出現經常性的停頓。這是一種呼吸暫停的形式，極可能是反映出非常危險的狀況。停頓愈長，危險性愈高。這個停頓是個殺手。

長期的情緒狀態也具有其獨特的波狀模式。比方說，憤怒的情緒通常

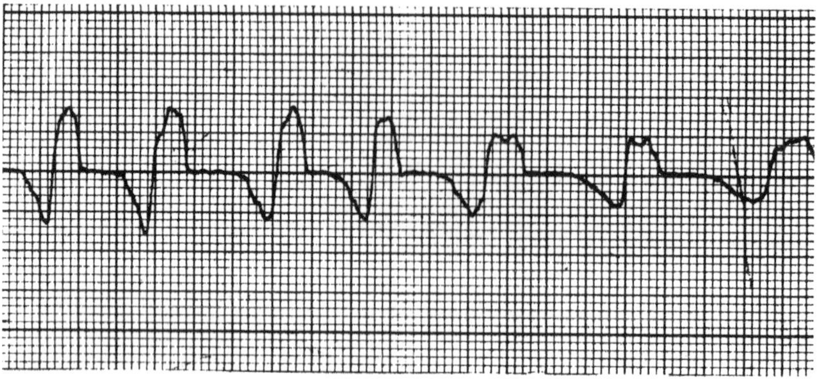

圖 6-8

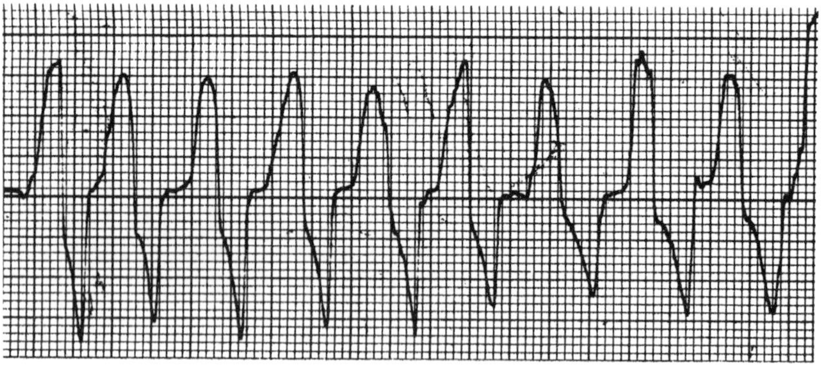

圖 6-9

會以週期間停頓的明顯類型呈現，這個停頓會出現在吸氣之後和呼氣之前，其波紋如圖6-9。

不規律呼吸流模式的效果，通常極為細微而不被察覺。不過，如果能仔細觀察你自己的呼吸和伴隨的思考、感覺及感受，就可以將之帶入覺知中。例如，如果你仔細看自己，就會看出每當你的呼吸之間產生停頓時，你的思考也會改變，反之亦然。如果你的呼吸不均勻且不穩定，你就幾乎不可能專心。緊密觀察自己的呼吸模式。你是否以胸部肌肉呼吸？在你的呼吸過程中，是否有暫停或中斷？簡單的觀察就可以迅速判斷出你的呼吸習慣是哪一種。你的呼吸是否不均勻？是不是很常嘆氣？會屏住呼吸或有一段時間沒呼吸嗎？

來做個實驗，就專心地進行橫膈膜式呼吸，讓吸氣與呼氣盡可能地順暢均勻。在心裡看自己的呼吸流就像圖6-7（二五六頁）所示的理想波紋一樣：不猛烈，無暫停，沒有抖動。就這樣呼吸幾分鐘，將專注力放在氣流於鼻孔的進出。接著，感受一下自己生理和心理上的感覺。

這個實驗也可以在日常生活中嘗試。下次當你碰到讓自己變得憤怒或不愉快的情況時，將注意力放在呼吸上一會兒。進行橫膈膜式呼吸，讓你的呼吸非常穩定均勻。然後再觀察你的感覺。你會發現自己在面對逆境時保持冷靜的能力大幅提升。而毫無疑問的，愈能保持冷靜，就愈有能力在任何情況下進行更有創意的思考和行動。同樣地，當你感到沮喪或悲傷時，觀察自己的呼吸變得有多淺。然後專注在橫膈膜式呼吸上，再觀察你的心情起了什麼變化。

很顯然地，讓呼吸規律及消除呼吸流模式中的不均勻，是重要的；而幸運的是我們可以輕易地做到這件事。呼吸是可以隨意或不隨意的，我們可以忘掉呼吸，讓不隨意機制來掌控其過程，或也可以有意識地控制其過程，對之施以不同的呼吸模式（習慣）。我們想要養成的是，等長均勻並以橫膈膜進行的呼吸模式。

肋間肌雖然可以控制胸腔的動作，但它們自己無法適當地控制呼吸的順暢和均勻。只有橫膈膜可以做到。所以，除非你改變負面的常態胸式呼吸習慣，否則就永遠無法控制壓力。你的呼吸就會保證讓自己一直處在緊繃狀態。而因為這一個習慣，我們就維持在常態壓力中。

幸運的是，要改掉這個不健康的呼吸模式並不困難。所需要的只是每天的一些練習。本章最後的數個練習，可以帶來呼吸的規律化與對呼吸的控制，但在那之前，我們必須先認識呼吸過程的另一個區塊。這個區塊主要在解說身體／呼吸／心靈的關係，同樣也會對自主神經功能和中樞神經系統產生影響。

## 鼻子是精密的神經系統器官

令人意外的是，鼻子在壓力控制上是極為重要的器官，但我們多數人並不會特別注意它，除非是出現了鼻涕倒流、鼻竇充血或竇性頭痛之類的問題。事實上，很多人是透過嘴巴呼吸，完全不是正確地用鼻子呼吸。

在《調息．呼吸的科學》中，巴倫坦博士指出，用嘴巴呼吸是一個嚴重問題，因為鼻子與自主神經、中樞神經系統之間，有著重要的神經方面的相關性。

鼻腔通道占據在一個很獨特的位置上。口腔內的頂部形成鼻腔的底部，而鼻腔的頂部則形成大腦的部分底部。因此，鼻子處在一個戰略位置上，非常接近神經系統及腦下垂體。實際上，第一腦神經（first cranial nerve），即嗅神經（olfactory nerve），其一端是位在鼻腔的最上方。當該神經受到刺激時，我們從外界接受到的訊息就會直接傳送到大腦中最原始的部位，即大腦邊緣系統。這個部位被認為是人類情緒的活動中心，在管理情緒狀態上扮演了極為重要的角色。嗅球（olfactory bulb）是這個系統的一部分。

在鼻腔中有一系列的構造，在空氣流入、流出鼻孔時進行導引指揮的工作，其中最重要的是三個像貝殼狀的凸起，稱為「鼻甲」（或鼻甲骨）。它們的作用是緩衝空氣的流動。當空氣從鼻孔進入時，並不是以直線方式進入到氣管內，也不是以流線方式流動。由於空氣是被施力拉進鼻內一連串曲折、蜿蜒、轉圈、盤旋的通道，也就必然會產生相當強的湍流。

鼻內的空氣通道並非都有相同的開放程度，鼻腔通道內襯是勃起的組織（就像性器官的勃起一樣），會充血並大幅度腫脹。這會改變或重塑空氣流以環狀方式通過鼻腔通道。例如，在兩個小時的時間內，一側鼻孔的襯裡會逐漸充血到幾乎塞滿了該側的鼻孔。在此同時，另一側鼻孔的襯裡則逐漸消退，讓通道變得更加開放。在一個健康的人身上，空氣流從一側鼻孔改變至另一側鼻孔，是以規律的時間交替的。更有趣的是，這樣持續不斷的消退與充血，迫使鼻腔內的空氣選擇性地交替（或形成）不盡其數的流動模式。

空氣流通過鼻腔通道時，便刺激了鼻黏膜（鼻子內部的襯裡）。即使在一個人靜靜坐著的時候，狹窄鼻腔通道中的風速大約是每小時三十二公里；而在用力施力的情況下，風速可以達到每小時三百二十二公里。而這樣的流動全都是亂流狀態。鼻黏膜中充滿了與許多神經系統相連的神經末稍，而湍急的空氣流刺激到的正是這些神經的反射點。

在這些反射點的刺激，其改變會造成身體其他部分生理過程的改變。舉例來說，佛洛伊德（Sigmund Freud）和耳鼻喉科專家威廉・弗利斯（Wilhelm Fliess）發現，經痛通常與鼻內襯裡特定區域的發炎和褪色相關聯。當這個區域被麻醉後，經痛就會消失，直到麻醉效果退散。

鼻腔通道也會調節進出肺部的空氣壓力。這個壓力可以被量測出來，產生出如圖6-7（二五六頁）所顯示的波紋特徵。就如之前所討論過的，這些波紋似乎也能反映在生理功能的變化上，而這些生理功能乍看之下並無與鼻腔通道，甚至呼吸，有任何關聯性。

經過鼻腔通道的空氣流的變更、變化、施壓、刺激和韻律，顯然也與神經功能相關。研究此過程的人員認為，每個人產生的呼吸模式特徵，可做為某些生理和情緒失常的指標（就如之前提到的科特爾的研究所示）。這就與瑜伽教學中所指出，「呼吸模式不只是調節情緒，也是調整生理狀態的基礎」的明確說明一致。

根據瑜伽科學，舉例來說，由兩個鼻孔進出的空氣流與生理效能的相關性，相當不同。有趣的是，在進行兩個鼻孔的放電研究時，發現每個鼻孔的放電電位是不同的。儘管人們對這種不同的作用尚未完全瞭解，但的確也確認了瑜伽科學的經驗。

更進一步來說，情緒狀態顯然與左鼻孔或右鼻孔活動的過度支配相關。例如，初步的研究逐漸開始指出，某些類型的憂鬱症與左鼻孔的過度活躍相關，而在右鼻孔的過量空氣進出則被發現與過動問題相關。這並非代表生理造就心理（像是說因為左鼻孔總是過於活躍而形成憂鬱症）；只是說過度活躍的左鼻孔與憂鬱症之間存在相互的關係，而過度活躍的右鼻孔則是與過動問題之間有著相互的關聯性。

為此，在瑜伽治療上有一種稱為「鼻孔交替呼吸法」的技巧，成了被用來治療憂鬱症的方法之一，這個簡單的練習是被設計來回復自主神經系統的平衡。鼻孔交替呼吸法同時也可以修正不健康的呼吸模式，並擴張肺容量。這個呼吸法的說明在後續頁面，只需要花一點點時間就可以練習。

瑜伽科學更進一步指稱，當一個人在進行活躍的工作活動時，右鼻孔應該要能自主啟動（具支配性）。而在相反情況時，則左鼻孔需要被引導成活躍的狀態。如此有意識地努力，以發展出心念對呼吸過程的控制。瑜伽士還使用另一種更加精深的技巧，稱為「中脈」（shshumna）的運用，即以意志力讓兩個鼻孔同時自在的流通，叫做 sandhi 或 sandhya，是一種意識狀態，有助於建立出平靜的心靈。

不過，要完全瞭解呼吸流循環的細微效能，就需要更深度的研究。目前僅有一個古代典籍 *Swara Swarodayam* 提供了關於此主題的細節資料。但在教導學生運用心靈與身體的關係來控制相關過程上，一位純熟的老師同樣也扮演了重要的角色。

學生在學習控制呼吸的初期，會需要使用手指在一側的鼻孔上施力，以增加另一側鼻孔中的空氣流動。當他們在專注中發展技巧後，就能夠單靠專注力來控制呼吸流。附帶一提，如此也能增進學生們的專注能力。練習冥想的人能逐漸學會運用中脈（空氣流自在地同時在兩側鼻孔流通的狀態）來達到平靜的狀態。藉由這種方式，他們憑意志力（隨意）來控制他們的心理活動。我們在之後會看到，呼吸覺知和冥想都具有極大的治療價值，可以解除及預防壓力。

在一天當中未能調節呼吸的人，會將不規律的呼吸習慣帶到睡眠中，而打呼是其中一種最具潛在危險性的呼吸問題。雖然打呼常是開玩笑的焦點，但打呼常會對已知或尚不知的心臟疾病造成非常危險的狀況，也就是睡眠呼吸中止症。研究指出，如果是閉著嘴巴打呼，鼾聲是由懸雍垂的振動所造成，因此是無害的。另一方面，如果嘴巴是張開的，鼾聲是因喉頭的鬆弛而發出，即肌肉的完全放鬆所形成，這會暫時地關閉空氣的通道。呼吸流因此受到阻礙，人可能會有一段相當長的時間沒有呼吸。這被認為會造成中樞神經系統的失能，原因在於以嘴巴進行呼吸。

胸腔外科醫師艾倫．海姆斯正在研究睡眠呼吸中止症，與心臟病及以口呼吸之間的關係。據他的研究報告指出，當我們停止呼吸時，會在血液氣體內造成氧氣不平衡的狀態，進而對心臟造成極大的壓力負荷。儘管嘗試過各種不同形式的治療，尤其是以藥物治療，但在處理這個對生命具潛在威脅的狀況上，幾乎沒有什麼成效。不過，海姆斯醫師的報告也指出，只要將打呼者的嘴巴闔上（迫其改以鼻腔呼吸）就可以改善睡眠呼吸中止症狀，使鼾聲停止，呼吸變得均勻穩定，並將胸式呼吸轉成橫膈膜式呼吸。供氧量因此提升，心臟的壓力就解除了。對鼻腔黏膜中神經末稍所做的刺激，就好像是一種自主神經的開關一樣，會回復呼吸的平衡並導向橫膈膜式呼吸。

海姆斯醫師所做的初步研究顯示出，超過七十五％以上的心臟病患者，是以嘴巴呼吸而不是鼻子。幾乎所有以嘴巴呼吸的人都會打呼，而八十四％的打呼者產生的睡眠與清醒時呼吸中止時間長度大約為六到三十秒或更長。另一方面，以鼻子呼吸者則較少或幾乎不會出現呼吸中止症狀。

海姆斯醫師建議，透過保持橫膈膜式呼吸及以鼻子進行呼吸，有可能治癒呼吸中止問題。這不只解除了呼吸問題的嚴重威脅，也確保了安穩的睡眠。最終的結果是以最自然的方式讓身體得到甦醒，壓力獲得解除並帶來平衡。這是有可能的。深層且充分的睡眠可以透過練習適當的呼吸方式來達成。換言之，如果一個人能調整呼吸讓呼吸規律化，就不再需要安眠藥了。

到現在你應該可以看出來，自己對呼吸的直接經驗知識，是學習調整呼吸的必要第一步驟，而能調整呼吸就會對壓力產生掌控能力。第二步就是做一些練習。這些練習不難，花的時間不多，但必須要持之以恆才會成功。不過這個努力是值得的，因為這個最簡單的方式可以消除不健康的習慣，並以健康的習慣取而代之。

## 五種呼吸練習

有好幾種呼吸法練習是你自己可以安全無虞的進行。這些練習不需要有經驗的老師[1]來指導，它們相當簡單，也不需要花費太多時間。這些練習的好處良多，是任何一種有效的壓力管理方式的必要步驟。以下是五種

[1] 原書注：由於呼吸的過程與神經方面的功能緊密相連，除非是有極具經驗的老師從旁指導，初學者應避免進行高階或激烈的呼吸法練習。屏息法則是在任何情況下都不該練習，除非是已受過專門的指導。

呼吸練習、一種睡眠練習（可減輕失眠問題），以及清洗鼻腔的說明。你自己可以試試看。

## 橫膈膜式呼吸

這個練習的目的在於重新建立起橫膈膜式呼吸，做為你每日時時刻刻休息時的呼吸習慣。如果你不練習其他方式，務必進行這一個練習。這個練習就是這麼重要。如果你每天練習三次，每次十到十五分鐘，效果最好；到最後，橫膈膜式呼吸簡單的律動就會開始取代費力、不自然，而你卻習以為常的胸式呼吸習慣。你可以藉著在一天當中，盡可能地覺知自己的呼吸模式，來加速這個過程；你愈覺知就會愈常做修正（將胸式呼吸改為橫膈膜式呼吸），也就能愈快以橫膈膜式呼吸取代胸式呼吸。

**・練習：**

1. 在入睡之前與剛醒時進行。

2. 將右手放在上腹部，小指在肚臍正上方，手指張開，大拇指幾乎接觸到胸部。將左手放在上胸部，小指在雙乳之間。

3. 呼吸時，將注意力放在隨著空氣進出而上下起伏的上腹部（就好像用空氣灌滿胃部一樣）。右手應該隨著吸氣上升，隨著呼氣下降；左手則無任何動作。你會在胸腔的下半部感受到輕微的動作，但上胸部則是維持靜止。

4. 幾次之後，你會變得更加平靜和安靜。不要嘗試去強迫呼吸。讓所有的動作溫和而不費力。注意呼吸是那麼的深層而輕鬆，不需任何努力。

- **好處：**這個練習會帶來自主神經系統的平衡，通常也會帶來放鬆的狀態。視個人狀況，在數週後你會開始注意到每日呼吸模式細微與逐漸的改變。呼吸的動作會更加放鬆有節奏。就如之前所討論的，這就會帶來更有效率的心肺過程，減少進行適當肺部通氣與灌注所需的工作量。

## 均勻呼吸（等長度呼吸）法

在練習橫膈膜式呼吸時，將注意力放在讓呼吸非常順暢和均勻。吸氣與呼氣的時間長度要相等，壓力要一致。不要在呼氣一開始時就一口氣全吐掉。在整個循環過程上，專心保持流動壓力的平均。消除呼吸中所有的暫停、停止和抖動，包括在吸氣與呼氣之間的暫停。想像呼吸就像一個巨大的滾輪在全身內滾動，滾動時毫無任何中斷和停頓。觀想呼吸流動像完全順暢平均的正弦波（如圖6-7〔二五六頁〕所示），通常也有幫助。

· **好處**：呼與吸之間急促抽動得愈厲害，就愈會造成自主神經系統的混亂。當呼吸順暢平均，就會達到自主神經系統的平衡。

## 二比一呼吸法

在學會對橫膈膜動作的控制，以及建立起順暢均勻、有節奏的呼吸後，就要緩和地放慢呼氣的速率，直到呼氣時間是吸氣時間的兩倍長度。

（有可能會需要略微縮短吸氣時間的長度。）你只是單純地改變呼吸的韻律。並不是要試著去將肺部完全漲滿或完全清空。只是非常有系統地轉換肺部的動作。你可以在呼氣時數到六，吸氣時數到三；或是呼氣時數到八，吸氣時數到四，端看如何對你是最舒服的方式。在你發展出這個溫和的韻律後，停止計數，專注在呼吸流的順暢和均勻上。消除掉所有的急促和停頓。按自己想要的時間長度維持二比一的橫膈膜式呼吸。

- **好處**：二比一呼吸法透過非常細微的刺激副交感神經系統多過交感神經系統，讓身體發展出放鬆的狀態。即使你只做短短的幾分鐘，都會帶來放鬆並減少身體的激發狀態。

## 鼻孔交替呼吸法

這是最重要的呼吸練習法之一。其目的在增進肺容量，以及對呼吸過程和自主神經系統的控制。它對於發展專注力也非常有幫助。這個練習每天應該要做三次，每次只需幾分鐘即可。

・練習：

1. 舒服地坐著，頭部、頸部和軀幹在同一條直線上（背打直，但讓脊椎保持自然的曲線）。右手食指與中指安放在雙眉間。找出哪個鼻孔是活躍的。（活躍的鼻孔就是空氣自在流通的那一方。不活躍的鼻孔會因黏膜的消腫循環而自然地堵塞。）如果右鼻孔是活躍的，就將右手無名指壓在左鼻孔上將之關閉，然後輕輕地從右鼻孔呼氣，呼氣時在心裡數到六（或大約六秒的長度）。然後立刻由同一個鼻孔吸氣，數到六。

2. 接著以右手大拇指輕壓住右鼻孔將之關閉，同時釋放掉左鼻孔的壓力。呼氣數到六，然後同樣以左鼻孔吸氣數到六。

3. 現在以右手無名指壓住左鼻孔，關閉空氣流動，同時放開壓住右鼻孔的大拇指，釋放掉該側的壓力。呼氣數到六，然後同樣以右鼻孔吸氣數到六。

4. 關閉右鼻孔，開放左鼻孔。以左鼻孔呼氣及吸氣，各數到六。
5. 關閉左鼻孔，開放右鼻孔。以右鼻孔呼氣及吸氣，各數到六。
6. 關閉右鼻孔，開放左鼻孔。以左鼻孔呼氣及吸氣，各數到六。
7. 這就完成了這套練習。你剛完成了三回合的練習。

在這個範例中，我們是從右鼻孔開始。練習時從活躍的鼻孔開始。整套練習只是簡單地從活躍的鼻孔呼氣及吸氣，然後換成由不活躍的鼻孔呼氣及吸氣，之後每側各進行兩次。練習中只包含了六次完整的呼吸，每側各三次。

在完成三回合的鼻孔交替呼吸後，將手放下，慢慢地回復正常的呼吸。在練習過程中，盡力專注在呼吸的流動上。當呼吸不再急促或停頓，呼吸流平均分布在整個循環上之後，就可拉長呼吸的長度（從數到六拉長到數到八）。從讓你最舒服的長度開始，將專注力放在讓呼吸順暢、等長。在此，呼吸流的順暢是比較重要的，而不是呼吸能拉多長。當你對流暢度的控制增進後，呼吸的長度就增加了。

・**好處**：這個練習不但能將呼吸模式規律化，同時可以發展對心理狀態的控制，因為平衡鼻孔中呼吸流的循環韻律，也會平衡左右半腦的功能。這套練習同時也會增加肺容量，以及如之前所提的，加強對注意力的控制程度。

## 完全呼吸法

在這個練習中，呼吸的三個機制：橫膈膜、胸部、鎖骨，皆會派上用場。首先吸氣，利用橫膈膜擴張腹部；接著，擴張胸部持續吸氣；然後，讓吸氣繼續往上延伸到肺部最頂端，直到感覺鎖骨微微地往上抬升。呼氣時則反向而行：先讓鎖骨微往下，接著讓胸壁微微放鬆，然後讓腹部放鬆使橫膈膜往上，將空氣推出肺部。呼吸應該緩慢、順暢，不要有任何的停頓或急促。

當你坐在桌子前感到肩膀緊繃時，這個完全呼吸法會是非常有幫助的技巧。五分鐘的練習有助於減輕肌肉的緊繃，也可以減輕精神的疲勞。

## 睡前呼吸練習

呼吸是放鬆的關鍵元素，這套練習就是利用呼吸的過程來幫助入睡。它也會助你睡得更安穩。接下來是練習步驟，請仔細按照步驟演練。

**・注意事項：**

1. 以二比一呼吸法來進行，呼氣長度是吸氣的兩倍。
2. 使用舒服的計數方式，如六比三或八比四。你不是要清空或灌飽肺部。二比一的比例應該不會費力。
3. 專注在呼吸上。不管是吸氣或呼氣，呼吸過程中都不要停頓、中斷或抖動。吸氣和呼氣之間的暫停也要消除掉。

**・練習：**

1. 仰躺，進行八回合呼吸。
2. 往右側躺，進行十六回合呼吸。
3. 往左側躺，進行三十二回合呼吸。

但很少有人能完成這套練習。

## 鼻腔清洗法

對健康的鼻腔通道來說，每日以鹽水清洗鼻腔是極有助益的。這個簡單輕鬆的洗滌會消除鼻腔阻塞的問題，幫助保持鼻腔通道不產生過多的黏液。它也會讓呼吸練習更容易進行。

**・練習：**

1. 在早上清洗時，使用一杯約二百四十毫升的溫水，加入大約八分之一茶匙的鹽（鹽水的鹹度應該與淚水相同，太鹹會刺鼻，太淡會在鼻孔中造成不適）。
2. 將鹽水杯拿到鼻孔旁邊，頭往後傾。慢慢將水吸入鼻孔中，然後把頭放低讓水流出來。剛開始的幾次，你可能會嗆到，但很快就會學會如何將喉嚨關上。

3. 幾次練習後，你就會將頭往後、往側傾。將水從位在高處的鼻孔灌入，從較低的鼻孔流出。這會潔淨並喚醒鼻孔內的黏膜內襯。

4. 多練習幾次後，你就可以同時從兩個鼻孔灌水，讓水進入喉嚨再從嘴巴吐出。這樣就能清潔整個通道。

· **好處：**這套清洗法可潔淨並喚醒黏膜，消除堵塞，預防鼻竇感染。因此，它能消除鼻竇頭痛的疼痛。它也會幫助減少過敏症狀，預防感冒和其他黏膜的輕微感染。不要害怕做這個清洗。在有任何意見前，先進行一週再來決定它對你是否有幫助。

# 第7章 冥想：自由之路

Freedom

冥想是在世界上生活及存在的藝術。在現代技術先進的社會中，人們依然在尋找意義及滿足。我們瞭解自己無法躲到與世隔絕之處，或開創出失去的烏托邦，以找到內心的寧靜與祥和。我們必須在所處的社會中，找到讓我們能滿足社會義務，卻仍能保持平衡的方法。

人類實際上是兩個世界的公民，自己的內在真實世界和外在真實世界。他同時在有意識及無意識中，努力在兩個世界之間搭起橋梁。但外在世界的壓力，日常生活中社會與經濟的壓力，在他內在世界中製造干擾，攪亂了他的平衡。

有一種方法可以成功開創出這個橋梁，讓人能充分參與現代生活。這個方法就是冥想。「冥想」並不是宗教文字，它本身不帶宗教意義，而是一個實際且有系統的方法，讓人可以：

- 從存在的所有層面理解自己。
- 完全地理解環境。

・消除及避免內在衝突。
・達到內心的寧靜與祥和。

當我們學會在身體上變得靜止和安靜後，就可以控制我們內在的真實，因為在我們學會透過橫膈膜平靜而深沉地呼吸，就會釋放掉生理和神經的緊繃。在體驗過呼吸練習的好處後，我們就自然而然地被引導去理解心靈不同的功能。除了我們以外，沒有人可以幫我們做到這件事。我們首先會與意識心靈的思考和影像做接觸，這是在清醒狀態下的心靈。接著，當我們學著有意識地放掉所有通過心靈的列車影像時，就養成見證思考本身的模式。如此一來，我們就能直接地體驗及知道自己心念的本質。

經由這樣的直接體驗，我們知道心念的習慣是去認同世界上的物質與經驗，這些反映在我們的思考和情緒中。也就是如此，才會為我們造成嚴重的問題。不過，當我們學會去見證這個思考過程而不是去認同它時，我們就能接觸到無意識心靈。

無意識心靈是符號、理念、想法、情緒、欲望和動機等的廣大儲存庫；當我們繼續開發強而有力的觀察能力時，就會發現我們可以破除對這些深藏的思考和影像的認同，且不再因認同它們而受苦，因為它們是壓力恆常的來源。我們的心靈（內在真實）會因此達到平衡，對壓力的各層面——生理、心理及情緒面——的掌握便可以達成。能幫助你做到這點的方法就叫「冥想」。透過這個方式，我們便可以從壓力中解脫。

冥想能幫助那些想要在世上充分生活、享受生命，卻不受急躁吼叫的現代生活影響的人。執行我們的工作和職責，卻免於內在壓力，是一種特殊的技巧，稱為「行動冥想」（meditation in action）。當我們瞭解並運用這種型態的冥想時，不論外在環境施加何種壓力，我們都可以保持平靜和完整。

冥想之所以有效，是因為它消除了壓力最大的成因——寂寞。我們通常認為，寂寞就是想要或需要與另一個人有著某種關係，但這只是真相的表面症狀。寂寞的人不認識自己，所以不知道自己在生命中的目的，故而無從得知生命中最主要的目標。

臨床經驗已經顯示，情緒壓力最重要的來源是「不認識自己」。這應該沒什麼好驚訝的，因為我們從小就被教導只在外在世界中尋找、檢查及驗證幸福。但從來沒有人教我們尋找、檢查及驗證自己的內在真實。因此，我們仍然對生命中最重要的方面一無所知。欠缺這項訓練，讓我們沒有安全感，因為我們仍然依賴著從自己與外在世界中他人及事物的關係，來得到幸福和成就感。一連串的期待，依舊潛伏在我們的內心和心靈中，製造出經常性的壓力；而這就是受苦的主要來源。

若只膠著在生命的物質目標上，也會讓我們從內在真實中分心。而持續沉迷於外在世界，就帶來壓力的第二大來源，即我們對無知的恐懼。不過，當我們開始面對這些恐懼時，恐懼就全都消失不見了，我們也會開始瞭解「恐懼絕大多數是想像出來的」。當我們的恐懼開始消失，就會發現力量的來源已經在我們的內在裡了。

如我們所知，所有的習慣不管好壞，皆是在無意識心靈中形成的；只要我們持續把自身鎖死在這些上面，就會無法控制自己。但經過逐步持續在冥想上下工夫，我們可以學會超越這些習慣，並體驗內在力量的來源，也就是意識中心。而當我們能夠到達這個心靈狀態，就能從所有的壓力中解脫了。

## 對冥想的誤解

大多數人對於「冥想真正是什麼」都有著零散的瞭解，因為多數有關冥想的介紹內容既不完整又受到扭曲。比方說，冥想常被與儀式、哲學和行動混淆在一起，而這些與冥想的過程毫不相干。所以，在開始討論冥想是什麼之前，先來檢視一些最常見的誤解，或許會有一些幫助。

最常見的錯誤，就是將冥想與宗教混為一談。冥想不是宗教，也不與任何特定哲學相關。不過其本身常被所有主要宗教當成工具來使用，因此也受到不可知論者（agnostics）及無神論者（atheists）的運用。冥想是一種增進內在覺知的個人技巧。就如同清理身體跟宗教無關一般，清理你的心念（冥想過程的一部分）也跟宗教無關。

同樣地，冥想在本質上也不與任何文化連結。冥想過程在世界各地都找得到。只不過，東方的冥想方式，特別是在瑜伽系統中的，比其他種類有著更完整、更具系統的發展，因此常被當成冥想過程的範本。這就像是說美國科技常被東方國家當作發展的範本一樣，這句話倒也是真的。但是，科技如同冥想，是一種工具且不屬於任何特定國家、文化或宗教。使用工具不會把使用者變成美國人，而冥想也不會把人變成印度教徒、禪宗和尚、印度人或瑜伽士。

冥想也不是一種催眠方法，但是它與催眠有一個共同的基本特徵：兩者都需要在放鬆時才能進行。共同點也僅止於此。要被催眠，被催眠者要將焦點注意力放在建議上（自己的或催眠者給的），並執行這些建議。事實上，我們多數人都已經被催眠了，因為我們總是遵照著他人（我們喜歡稱之為同儕壓力或廣告）的建議。

另一方面，冥想是一種觀察的狀態，而不是跟從什麼。專注力是放在單一點上，像是呼吸或咒語（mantra），不要把這些跟「建議」搞混了，「建議」表示要採取行動。「觀察」就只是觀察，沒有論斷或行動。「建議」和「觀察」之間的不同，就像看著一匹馬（觀察），和騎上馬離開（催眠）一樣不同。它們是兩種不同的行為，有著不同的結果。

在催眠中，你把對自己的控制交給「建議」。在冥想中，你擴充意識的自我控制和覺知。此外，近來的研究指出，在長期的催眠[1]演練下，並不會產生任何生理上或心理上的明顯改變。另一方面，練習某種冥想形式一段時間的人，會體驗到生理層面壓力的減少及心理成熟度的提升。儘管有新的誘導技術可以帶來近乎冥想的狀態，但如果是遵從「建議」，就仍是催眠的方式，其範圍及力量依然受限。只有當對象改變其觀點，從催眠建議的參與轉成純粹的觀察，才會是冥想。

[1] 原書注：因催眠而造成的改變，僅是依催眠師的建議而產生的，而且不會持久。這也包括了以催眠做為治療的一部分，因為在這種狀況下，催眠治療只是誘發人格改變的整體過程之一部分。

冥想絕對與使用藥物不同。雖然有許多所謂的「老師」，提倡以迷幻藥物做為補充藥物，但那是因為他們對冥想過程的無知所造成的。某些藥物宣稱可以「擴張」意識，但那比較像爆炸而不是擴張，而覺知的崩潰必然會隨著爆炸發生，造成混亂而不是清明。另一方面，冥想是有系統地控制意識的擴張，完全在個人的操控中進行。藥物與自我控制的發展是對立的，最終會造成內在的混沌，所以要小心意識擴張的「簡單」方法。

最後一個要澄清的誤解是，冥想並不需要改變生活型態。任何改變都是冥想的自然結果，也是因為提升的心理成長和成熟度所帶來的。沒有所謂的冥想專業或生活型態，但有一些生活型態會防止人進行冥想。（也就是防止人往任何方向成長。）冥想對經理人有幫助，也對水電工、家庭主婦及學生有幫助。再重複一次，冥想是一個工具，不是一種生活方式。每個人都可以受益於冥想。並不是每個人都能（可）運用相同的冥想形式，但冥想有很多種方法，每一種都有幫助。這個工具可以適應各種人格，使用在任何時間，也適合各種合理的生活型態。畢竟覺知是不帶偏見的。

## 冥想元素之一：放鬆

「放鬆」常被認為是「冥想」，但兩者並不相同：放鬆只是朝向冥想的第一步。它是非常重要的一步，如果生理和心理不放鬆，心念就無法專注，而如果無法專注，就沒辦法冥想。冥想會加深放鬆程度，特別是在被稱為專注（concentrative）或獨占（exclusive）的冥想形式中。在此時，心念愈是專注，自然的生理反應就更加放鬆。發生得相當自然及自發。事實上，除非心念專注，否則就不會有真正的放鬆。

另外，冥想並不一定會跟某種特定的腦波模式相關。阿爾發波（$\alpha$）是與放鬆相關，但在冥想時會產生不同的模式，包括貝塔波（$\beta$）、阿爾發波、西塔波（$\theta$），甚至德爾塔波（$\delta$）。在阿爾發波及西塔波下產生的夢的心理狀態，也不是冥想。它們通常是人想要達到的狀態，可能與創造力相關，但冥想不是任何心理狀態；冥想是帶往意識的完整層面，與我們所熟悉的清醒、作夢和睡眠之層面不相同。冥想是一種高能量的狀態，集中在隨機的想法和感覺，或身體的緊繃中，而不是分散在「緊張的能量」裡。

放鬆和專注是引導走向冥想的步驟，同時也是非常有效的壓力管理技巧。比方說，在壓力管理中，放鬆減輕了已然存在的壓力程度，就放了身體一馬。對於那些自主神經系統因為交感神經激發而造成失衡的人來說，這就格外重要。在這類人身上，持續不斷的放鬆技巧練習是必要的，可以防止慢性壓力程度的上升，並教導他將激發機制「調弱」的技術。不過，對那些受負鼠反應之苦的人，放鬆並不是有效的工具。他們的身體已經調降到極致的程度。所以我們必須理解，放鬆只是有效壓力管理的一部分，就如同它也只是冥想的一部分。而不是完全的解答。

放鬆的方式有很多種。有些強調身體，並透過想像來控制。這會有幫助，特別是對初學者來說；但最深沉的放鬆，是透過控制呼吸和呼吸的覺知來達到的。橫膈膜式呼吸、鼻孔交替呼吸法、二比一呼吸法，和其他在前一章中所提供的練習，是促進受控制的放鬆的最佳方法，它們會回復自主神經系統的平衡，而不會造成讓身體和心靈昏沉的過度放鬆狀態。不管你運用何種技巧，都需要是系統化的，才能快速發展你的技術。當你做到時，就能在五分鐘內達到放鬆狀態。經過常態的練習，你將學會在幾次呼吸後就能放鬆。

## ●冥想元素之二：內在專注

在身體平靜下來之後，下一步就是透過內在專注讓心念靜下來專心。這是冥想的另一個步驟，常被誤認為就是冥想的整體。但內在專注事實上是冥想前的階段，如果適度的發展就能進入冥想[2]。

大多數人都能專注到某種程度，但幾乎總是受限於外在環境中的一個物品或情境。也就是說，我們能專注在工作、玩樂或一本書上，但如果是要專注在內在過程，很快就會發現我們幾乎毫無能力可行。我們的注意力很容易就流向外在世界，而且強烈地抗拒轉向內在的嘗試。好像外在世界

[2] 原書注：很多研究中的「冥想」狀態，其實只是在內在專注階段，不是冥想。但這並不影響那些研究的助益，只是指出它們對冥想知識的不完整。

的任何東西，都會破壞朝內專注的注意力；這是我們教育和訓練的結果，教育和訓練的焦點都朝向外在世界的事實、數字和物品。我們被教導去研究我們感官的受體，而不是篩選機制——即收集感受資訊，加以組織並賦予意義的心靈。

這樣的結果是，當我們試著去專注在內在事件時，注意力常常就被競爭式的思考和感覺拉向四處，而我們好像無法有意識地去控制。往往除了壓制和抑制以外，我們無法選擇不去想那些煩擾我們的事物。如果我們涉入讓自己恐懼的情況中時，心念會不停地回到問題上，一次又一次，而這就造成更多的恐懼。當我們想睡覺時，心念持續不停地思考，讓我們無法入睡。我們愈是努力要去集中，干擾就變得更加頑固。

很多時候，我們覺得有些人似乎對一切操之在握，顯得平靜又穩定，但當我們認識此人後，會發現他的內在是波濤洶湧的情緒風暴。而如果我們夠誠實，就會承認自己在某些程度上也是如此。很少有人具備真正控制心念的能力，得以享受內在的寧靜與平靜。很少有人能將心念的焦點放在內在事物上，如思考、影像或聲音。

能夠做到前述的項目是很重要的，而當我們記得「壓力是由我們對外在事件的感受和解讀方式所造成」時，其原因就會很明顯。壓力是由我們自己的思考和情緒活動所造成的，因為身體是受心理歷程中的影像所制定的。如果這些不受控制，我們的壓力就一樣不受控制。不過，這不表示我們要壓抑或抑制思考。真正的控制是在於「有意識地選擇自己所想的思考和如何運用自己的情緒狀態」的能力，也就是透過控制心靈內在對話去選擇反應的能力。

若要取得這個控制，必須要能夠有意識地平靜心念，讓它免於混亂；我們必須要能夠朝內在集中專注，要能夠將注意力放在我們以意識選擇的焦點上，而不是由無意識習慣或強烈情緒所選擇的焦點上。這是對心靈細微習慣發展出覺知及取得控制的第一步。接著，經由將注意力定焦在單一思緒、影像或聲音上時，其他所有的一切將逐漸受到控制而變得安靜。

將心靈比喻為深湖，通常被用來說明這個過程。當充滿波浪和漣漪時，湖面就受到擾亂，但當所有的波浪和漣漪聚集成單一道波浪時，湖就變得平靜和清澈。湖愈平靜，就可以看到愈深處。同樣地，當所有的思緒、影像或感覺，結合成單一思緒、影像或感覺時（透過把注意力焦點放在單一個點上），心靈就會變得平靜而清晰，我們就能夠增進對藏在心靈深處的事件的覺知力。

換句話說，內在專注力的目的是擴充我們內部的覺知。另一個理解這件事的方法，是想像心靈是一塊巨大堅硬的冰。在這塊冰中埋藏著一個我們想要直接看到的東西，但要看到它，就要打透這塊冰。如果我們拿一塊寬面的平板來擊打這塊冰，要花上很長的一段時間才能打透。我們所施的力被分散在平坦的表面，幾乎沒有著力在穿透堅硬的冰上。另一方面，如果我們使用尖銳的冰鑿，所施的力皆聚焦在單一點上，很快就可以穿透冰層，直接看到深埋的物品。

心靈就像這樣。我們的注意力通常是被分散的，所以無法穿透到無意識中。就像用平板一樣，所施的力都太過分散以致毫無功效。我們的意志被經常性的干擾、憂慮、欲望、感受、喜好、幻想，以及所有其他在身體上和心靈裡的活動給分散掉了。其結果就是，我們對完整的心靈等於是一無所知。

我們在談到無意識心靈時，好像它是個恆久的現實，似乎無法直接去理解或感受（也因此無從去認識）。精神病學灌輸我們對無意識的恐懼，這既不合理又無正當理由，因為實際上，「無意識」單純意謂著我們並未給予它注意。我們所謂的無意識心靈，並不是意識覺知無法碰觸到之處。只要能訓練我們的注意力來穿透這廣大的領域，的確就可以開始認識整個心靈及其一切的習慣和才能。這是內在專注力和冥想的任務。

要做到這點，就需要給心念一個焦點。呼吸覺知不僅是最簡單、最直接的開發內在專注力的方法，也會帶來自主神經系統的平衡。當自主神經系統平衡時，你不只能操控壓力，同時也能有意識地掌握自己的生理過程和情緒事件。

這很困難嗎？最難之處在於記得去覺知呼吸。你所要做的，僅是單純地將覺知導引到兩個鼻孔之間的鼻橋，然後專注在空氣進入時的輕微涼爽感，和空氣流出時的溫暖。不要去想呼吸這件事，只要專注在鼻孔內空氣的流入與流出。不要在乎你是否感覺到那份溫暖或涼爽。當你持續練習時，就會發展出那份敏感度。要記住，你並不是要去控制呼吸，去分析或將呼吸概念化。不要思考！焦點只在感覺。同時記得，你愈放鬆，就愈容易做到。

在進行的時候，注意一下心靈中的思緒流產生什麼樣的變化。你會看到思緒流停止了。再也不喋喋不休了！你無法同時感受呼吸，又讓思緒流動。透過將焦點放在覺知能力上時，你就將思考能力給關閉了。以心理學名詞來說，你從認知、分類、抽象的模式，轉向原始的覺知模式。這個變化具有幾個非常重要的結果。

首先你立刻會感覺到的是，身體變得更輕鬆了。當心靈平靜而專注時，這是身體自然且必然的反應，由於沒有思考正在進行，身體不用對任何方向或影像做出回應。因此身體的啟動程度也就大幅降低。同時你也會注意到，當你專心在呼吸的感覺上時，呼吸自然會變得非常順暢和均匀。這對身體有著更進一步的放鬆作用。

當你繼續練習下去時，就會注意到自己傾向於在一天當中保持放鬆與平靜。也就是說，你愈覺知自己的呼吸，一天當中的其他時間也就愈平靜和放鬆。你的思考會愈來愈清楚。實際上有個很有幫助的練習，就是在處理任何麻煩的問題前，先集中專注在呼吸上一小段時間，讓身體均勻地採取橫膈膜式呼吸。你會發現自己在處理問題上的能力提升了，因為將注意力集中，心靈就不再受瑣事的攪擾。

呼吸的覺知也會帶來知覺意識（perceptual awareness）的提升，因為停止了思緒流，就有機會對知覺資訊給予更多的注意力。例如，下一次當你在聽他人說話時，練習呼吸覺知。通常我們在聽他人說話時，會一邊進行思考。我們在心裡回應對方，或根本在想別的事。但如果你在聽時將注意力放在呼吸上，會對真正聽到對方的聲音而感到驚訝。你並不是增加了知覺，只是逐漸學會如何去注意已經存在的大量知覺資訊。剛開始的幾次，你可能會覺得奇怪，但很快就會注意到自己已增進的覺知力。

不過，要開發內在專注力，除了靜靜不動地坐著之外，別無它法。以下提供一個有系統的方式。最好不要在最初的放鬆練習上，花超過五分鐘的時間。如果你熟練放鬆，就能把更多的時間放在訓練內在專注力的能力上。這會帶來更深層的放鬆，因為當心靈逐漸被訓練往你有意識導引的方向，你在控制及消除壓力的能力上就會更加增進。更重要的是，當你增進了專注的能力，就準備好來運用自我瞭解及自我控制的最精密工具，也就是冥想。

## 冥想：自由之路

冥想是唯一一種能在一個人的直接控制下，有系統地擴張（或增進）覺知的過程。冥想這個字不是名詞而是動詞，它是一個過程。它不是一種狀態，而是我們得以達到特定程度覺知的方法。對瑜伽來說，冥想是一個高度精煉的術語。**冥想是一股源源不絕的流動，在一段長時間內，毫不費力地專注在單一焦點上。**

「源源不絕的流動」表示冥想帶著不受干擾的專注流。注意力不動搖或渙散。呼吸過程的停頓與中止，實際上反映出心理歷程的停頓與中止。也就是，不均勻的呼吸代表心靈不均勻的注意力。由此可明顯得知，冥想的整個過程是直接與均勻平穩的呼吸流相關。換言之，若要專注流能夠均勻不停頓，呼吸就必須均勻不停頓。尚無法透過橫膈膜式呼吸和呼吸覺知來控制呼吸的人，還無法練習冥想。**平穩的呼吸能帶來平穩的內在專注，而這就導向冥想。**

接下來的兩個語詞「不費力」和「專注」定義了專注的品質。意義正如同字面所示，專注的流動必須是不費力的，毫無任何掙扎。如果心念中產生了掙扎，如果你試著要讓心念專注，又或者你使用意念的力量，那就不是冥想了。例如，當你專注在呼吸上，心念卻突然間開始四處遊走，你立刻約束心念並將專注力帶回到呼吸上，就是這份用來將焦點重新放回到呼吸上的努力，讓你無法再進行冥想。冥想並不是想著冥想；它是專注力本身流動的過程。「不費力」也指出了專注和冥想之間的另一個不同點。當注意力的機能受到高度的訓練，直到所有的努力不需要再被用於聚焦其上時，專注就演進到冥想。

下一個語詞「單一焦點」意指心念不再四處遊蕩，而是聚焦於觀察的對象上。這比你預料的更為困難。試著花一小段時間專注在「藍」這個字上。會發生什麼事？如果你仔細觀察，會發現心念充滿了各種思緒，都跟「藍」這個字有關。或者你會覺得身上哪裡癢癢的，或是會移動身體讓自己舒服一點。所有這些及更多的事件，都會不停地讓心念分心。所以一心一意、單一焦點的專注，是當一個人在能掌握自己四處遊走的心念之前，必須要持續演練一段時間的技巧。

「單一焦點」也區分了冥想與沉思。因為在沉思中，你的焦點是放在一個字或概念上，嘗試著要去瞭解或體驗其所有的面向。心念是被訓練成要去完全瞭解其核心意義，以及所有與其相關的意義。另一方面，在冥想的過程中，被觀察對象所有相關的（當然還有不相關的）的面向，都被堅定且有系統地排除了。你不再「思考」任何事。你聚焦於單一焦點上，專注在其上。

最後，「在一段長時間內」這句話表示，那股毫不費力、不受干擾和單一焦點的專注，不能只是須臾片刻。專注力必須是不間斷而持續的。這很困難，即使能維持兩或三分鐘，都已經算是相當成功了。

當發展出內在專注力後，就會慢慢地延伸到冥想。這個過程是進化式的。換句話說，一個人不是練習冥想，而是練習內在專注力，而當內在專注力變得毫不費力、不間斷且持續時，一個人就已處在冥想中了。「你是否在冥想」將不再是問題，其過程本身就會成就自身。你會從自己的經驗中得知差別在哪裡。

## 練習冥想的方法

冥想的練習需要非常有系統地進行。找一個安靜、乾淨、通風的房間；選一個不會受到干擾，也不用執行必要工作的時間。以舒服的坐姿坐好（坐在一張直椅背的椅子，或盤腿坐於放在平坦地面的墊子上），頭部、頸部和身體打直（脊椎保持在自然的曲線）。基本要素是你的姿勢是直立而舒適的。

先花幾分鐘練習鼻孔交替呼吸法（參考第6章）。接著從鼻孔進行均勻的橫膈膜式呼吸。下定決心不受心念的干擾。當你已經盡可能地放鬆後，就專注在兩個鼻孔之間的鼻橋上，感受呼吸。專心感受在兩個鼻孔進出的呼吸流動。

接著吸氣時，將注意力的焦點放在雙眼之間的位置上，即松果體中心（pineal center）；或放在雙乳中間的位置，即心臟神經叢（cardiac plexus）。如果你是理性多過感性的人，可以將注意力放在松果體中心。

如果你是感性多過理性的人，就可以將注意力放在心臟神經叢。這個注意力的焦點應該是在身體裡的空間，而不是在皮膚表面。現在讓你的思緒不受干擾地自在流動，並對思緒發展出成為它的見證人的感覺。

在你覺得舒服的限度內久坐，以你自身的能力做為決定因素。但要每天進行，因為規律性是增進能力的必要條件。如果你能選定一個特定時間，然後每天都在這個時間進行，將會很有幫助。這會讓你養成坐下來冥想的習慣，而這段時間就會與心靈的放鬆和平靜狀態產生關聯性。

若要發展內在專注力技巧（之後演進成冥想），心念首先要靜止和平靜。要做到這點，就需要每日經常性的演練，靜靜地坐著，閉上雙眼，將所有的注意力轉到呼吸的流動上，然後再帶到特定的定點上，來觀察思緒及影像的流動。若要開發這個觀察的技巧，可以選擇一個單一焦點來發展內在專注力。

為了這個原因，世界上許多偉大的傳承就使用「咒語」。咒語是個音節、聲音、文字或一組文字，是依學生的本質而特別制定出的。它會平靜心念，以溫和受控的方式，讓人的意識覺知能穿透入心靈的深層。這份穿透力會帶領心念進入意識的更高階層，打開新的知識管道。透過專注力，可以體驗到內在力量的源頭——意識的中心，然後我們就能完全充分地運用真實的潛能。

小心選擇注意焦點是很重要的，因為注意焦點會導致負面的狀態。當我們審視多數不在我們控制之下的內在專注力時，此項的重要性就變得很明顯。例如，很多人會自然而然地專注在感受上。不幸的是，這會造成疑心病（hypochondria）這類的問題。或者是，焦慮且神經質地專注在思緒上，但這種思緒只會造成問題，而不是幫助訓練注意力。還有一些人專注在特定影像上而產生恐懼。在選擇特定的專注目標時，務必要極為小心。

可以發展出對思緒流的見證能力的前述練習，是絕佳的入門練習。若能在一位對冥想各個面向，包括呼吸練習，都很熟悉，而且自己也經常練習這些技巧的合格老師的幫助下，你的練習將會更加精煉與拓展。

## 冥想的兩種形式

冥想有兩種基本形式，相容式與排它式，就像是硬幣的兩面一般。這些語詞的運用只是為了分類的便利性，因為這兩者皆包含了專注與觀察。不同之處是在覺知的目標上。舉例來說，在專注的，或說排它的冥想形式中，所有的目標如思緒、影像、感官印象與感覺皆被消除，只留下一項（像是呼吸覺知或咒語）。這是眾所周知的冥想形式，也是外行人最熟悉的形式，發生在一個人安靜地閉上眼睛坐著時。

另一種冥想形式是將單一焦點放在意識流本身上面。不排除標的物、知覺、思考、感受或影像。換句話說，心靈的所有動作全包括在觀察的領域內，但觀察的重點是不去識別這些進行中的活動，不管它們是心理或生理的標的物（思考或感覺），或外在的過程。一切都被以中立的平靜對等待之，冥想者的體驗就像看著橋下流水。單一焦點是膠著在流動的本身上。當觀察狀態因為涉入（識別心）流動中的標的物而受到干擾時，注意力就中斷了。這通常被稱為「行動冥想」，可以在日常工作中進行。

這兩種形式的冥想過程，都需要持續不斷的練習內在專注力，才會逐漸演進成冥想。它們對於發展自我認知都是必要的。而且這兩種形式是互補的，能互相強化，讓彼此更容易做到。它們都會帶來對下意識心靈的細微內在過程更多的覺知，而經由練習這兩者，則會加速增進自我控制的整體過程。

## 冥想與壓力管理

如我們已經討論過的，**冥想是有系統地擴張個人意識覺知，以對我們真實的內在潛能取得增進的經驗知識**，因為冥想提供了各種類別的好處，從最尋常平凡的，到最具靈性方面的。對某些人來說，冥想提供了身體的放鬆；而對另一些人來說，則是達到寧靜的方式。不管冥想的理由為何，只要冥想，一個人就能逐漸消除掉那些帶來痛苦、不舒服和受苦的習慣及模式。好處從一開始就會馬上產生。你不必等到成為冥想大師才能體驗這些好處，而你愈練習，就能得到更多的好處。

就壓力管理來說，內在專注力和冥想是解脫的關鍵。常態地練習放鬆和身體運動，的確能調整及緩和壓力，但它們不會消除心靈中誘發壓力的模式。做放鬆練習和身體運動就像是在滅火一樣，火只會復燃。移除掉失火的成因條件，會比一再回頭來滅火要有效多了。也就是說，瞭解壓力的細微心理／情緒源頭，然後加以改變或移除，會比一直從壓力手上解救身體和心靈，來得更簡單又更有效。

唯有持續不斷練習內在專注和冥想才能做到這點。經由專注，我們覺知到並轉換細微的內在過程，而這些轉化不只影響並改變思緒及情緒模式，同時也會改變身體及行為的反應。這些變化從一個人存在的中心向外演化，逐漸轉化整體人格。

這是冥想的重大價值。冥想強化並促進我們演化的成長過程，而由於這是我們經由努力而自然得來的成果，它就掌控在我們手中。這和經由外界環境強行施加而帶來的改變截然不同，因為當我們冥想時，沒有別人、治療、藥物或事件能施加於我們身上。我們只需要進行內在努力來強化，並引導自己天生的能力去成長就可以了。

有幾個特別的益處是直接從內在專注力和冥想而來的。例如在生理上，我們能夠進入到極度放鬆的狀態中，因為當心念專注在一個焦點上時，身體就會變得深度放鬆。再來是當一個人冥想時，身體的生理會產生逐漸的變化，反映出明顯而長久的壓力減少：變慢的心跳頻率，比較慢而穩定的血壓，穩定的皮膚電流反應，更深更均勻的呼吸方式，以及較低的血乳酸。這些都對我們的生理和心理健康有著明顯而正面的影響。

但生理壓力上的變化，只是心理上更細微變化的反映（及結果），就如身體壓力透過冥想的練習減少了，心理壓力或焦慮也減少了。然後，當一個人的心念不再膠著和陷入預期的威脅或記憶中的疼痛，心理上就會變得沒那麼焦躁害怕，從大腦皮質傳送到下視丘的指示就不會啟動戰鬥或逃跑反應，或負鼠反應。另外，在冥想時，自信與自我期許也會相對增加，研究指出，經常練習冥想的人，在自我實現的評量上也提升了（成熟度增加的指標）。

成熟度的增進最後會反映在行為上。冥想者會體驗到自己對酒精和任何種藥物，不管是處方或非處方藥物，在需求（及使用）上的減少。此外，他們的生活也變得更放鬆、穩定，以及更能由自己有意識地控制。強迫及僵化的行為（會導致負面結果的），也慢慢地被放棄掉，以更有幫助的行為所取代。例如，強迫式飲食習慣、吸菸及強迫式交談，在一個人經常冥想後，便會逐漸受到調節及消除。所有這些改變，在內在的、心理的健康改善後就會發生。整體而言，我們可以說，任何不需要的、會誘發壓力的行為，在經常練習冥想之後就會經歷逐步的轉換。這是不可避免的。

內在專注力的發展，會帶來一些非常重要且有用的技能。首先，藉由增進朝內專注的能力，我們同時增進了專注於外在因素的能力。不再讓注意力四散，我們就能更專注在手上的工作，因此增進了工作效能，減少了毫無生產力的努力。這對我們的心靈和身體，也對我們的效率等級，都有正面的影響。

更重要的是，我們在注意內在事件上能力的增進，也大幅提升了知覺意識。因為在減少了外來的思緒後，我們就可以自由處理那些通常未受到注意的龐大知覺資訊（思緒、感覺、感官資訊、生理過程，以及外在環境的事件）。通常我們只運用到這些資訊的一小部分，因為我們不讓這些資訊進到意識覺知中。不過，如果增進了注意知覺資訊的能力，就會發現我們對與壓力相關的生理及心理歷程的控制也增強了，而冥想是唯一可以讓人有系統地增強這份覺知的過程。事實上，這就是冥想過程的本質。

要記得，壓力主要是自己（或自我〔I-ness〕）感受到威脅的結果。這包括了任何我們與之認同，或涉入情緒或執著的事物上。就是這個非常個人的自我感，透過冥想的過程而開始進行逐步的演化轉變。這不是一蹴可幾的。這是一個人發展內在覺知的結果，知道自己的意識中心（超個人自我〔transpersonal self〕）有別於心靈和身體，且不受世界的改變所影響。隨著這個自我的進化，它就成了不可動搖的寧靜中心，讓人得以在逆境當前時仍保持平靜，也慢慢地開始與它認同。

我們知道，「改變」是恐懼與壓力的刺激物。所以，當人具備了以平靜和不執著的能力看待所有改變時，不管改變有多個人和親密，或突然或具戲劇性，在適當處理改變的能力上就大幅度增進了。如此一來，我們對於這個世界上的浪費、動盪與分裂這些「未來的驚恐」時，唯一實際的反應就是去體驗這份個人中心的寧靜。

超個人自我無法透過治療、藥物、閱讀書籍或很棒的父母來體驗，也無法透過知識論述或上大學來體驗。它原本就深植在心靈中，但只有讓內在專注力演進成冥想後才能體驗到。這就帶往超意識真我（superconscious self）。此經驗的特徵是純粹的意識（或是無任何標的物的意識）、寧靜，以及天生的內在喜悅和平和。伴隨而來的是對情緒狀態的絕對掌控。

在開發這個超意識真我的新身分的過程中，我們慢慢地不再認同那些一直以來被認為就是自己身分本質的面向——我們的思緒和念頭、情緒、身體和行為、角色和社會屬性。總之，隨著我們發展專注與冥想的技巧時，會慢慢地開始將舊有的自我放入更有用的新認知中。而當我們與情緒保持距離，就會以更清晰的能力來洞察之前的「自我」。對壓力情境的反應變少了，也對我們的行為有了更有意識的控制。

如果我們理解演化的成長是冥想過程的一部分，這整個過程就會更加明確。在某種意義上，經由我們從自我設限中跳脫而出的能力，此成長是可以被量測出來的。因此，當我們的體驗及理解增加時，當我們放掉舊有的自我時，我們逐漸意識到自己在自由和自我控制上愈發強大的潛能。然後，自然而然地與那些過去依據較為受限的（且更受限於）意識認知脫離。還有什麼比這個更實際的呢！

這是內在專注力與冥想簡單的概觀而已；目的只是要讓你對於訓練心靈和擴充意識覺知的重要性，有一個實際的理解。它包括了自我訓練，就像任何一種訓練計畫一樣，是需要花時間及練習的。不過，報酬絕對遠超過你付出的努力。你幾乎立刻就可以體驗到增進的心理和生理健康，心理更加清晰且具控制力，個人效能增強。最重要的是，更有能力去體驗喜悅。你練得愈純熟，收獲就愈多。

本書提供的練習，讓你可以開始練習內在專注力。這些練習收在本書中的目的，是為了讓你有實際的方法可以運用，這些練習也都很有效。如果你能有系統地練習，就會對壓力程度取得控制。不過，幫你自己一個忙。找一位合格的老師學習冥想的基本功，一位好老師會指出練習中的陷阱，並提供基礎技巧與工具。他能幫助你精煉此過程。不過要記得，你的目標是獨立和自由。老師無法為你做冥想，也無法為你消除壓力。只有你自己才能做到。

生理、心理和精神上的健康，是我們的傳承。冥想是讓我們覺察出那些破壞、扭曲和干擾到這個傳承的工具。增進覺知是一個幫助你從這些習慣中解脫的過程。如果你要做到，工具已經在握，選擇也在你手裡。

# 第8章 結論與展開行動

Freedom

壓力是心靈「盲目」的狀態，比其他任何狀態更具傷害力。不過就如我們已經知道的，這個狀態可以不必是生活中永久的特質，因為我們可以開始對自己負責，保持生理、心理和精神的平衡。我們可以運用時間及能量來成就自己的潛力，而不是將之浪費在虛弱、焦慮、疾病及其他心理和生理的混亂。

**personality**（人格）這個字的字根是**persona**，此希臘文字的原意為「面具」。我們的人格是由性格交織出的面具，而性格則是由習慣所組成。當習慣形成了，會變成深渠管道，造成習慣性壓力。在思考如何從壓力中得到解脫時，就需要仔細地審視我們的習慣模式。經由讓我們的心靈開鑿出新的渠道，可以訓練自己來轉化全部的人格。如此一來，心靈會自行修正自己，而當修正產生時，個性就改變了，習慣模式也改變了，而我們就從壓力中解脫了。如果我們以整體為基礎來對自己下工夫，就有可能辦到。若焦點只放在壓力的單一面向上，像是放鬆，當然可以給我們一些舒緩，但不會帶給我們完全自由所需要的自我覺知和自我控制。

真正的自由是在於知道並具備選擇反應的能力。壓力是一個由我們的情緒習慣和對生命的態度所搭建出的牢籠，並受到我們的無知所維繫。所以如果我們要得到自由，就必須發展出調節自己內在真實面的知識與技術。要做到這一點，就需要去認識並調整情緒結構的內在來源。

## 四大原始衝動

瑜伽科學指出，有四種本能衝動，或說原始的驅動力，是承繼自我們的生物構造：自衛（self-preservation）、食物（food）、睡眠（sleep）及性（sex）。這四者存在於動物和人身上，目的在確保個體的存在和種族的延續。這些驅動力引導我們保護自己免於危險，尋找食物來滋養，給自己適量的休息以恢復活力，以及參與創造新生命以延續種族。它們是我們情緒的能量，但不是情緒本身。也就是說，它們是未聚焦或未經導引的能量泉源，提供力量給情緒。欲望將這些基本衝動導向特定的目標或經驗，以便滿足隱藏於其下的衝動或驅動力。一直以來人們因此創造出無盡數量的欲望，因為有太多的目標可以滿足基本衝動。

欲求的程度是我們為情緒設定的條件。如果目標滿足了衝動，特定的欲望（和與該目標連結的欲望）就會受到強化，其力道也加強了。好像當所選的目標滿足了欲望時，反而加深了欲望；而每次當目標滿足欲望時，這個可能性就又增強了，那麼此特定管道（對目標的欲望）就會再度受到運用。很快的，欲望與目標之間的連結變得如此強大，使得欲望與目標被視為是相同的一體。也就是說，現在有一條深渠直接導向目標，以做為該衝動的表達。不過，基本衝動和欲望都不是情緒。圖8-1（三一八頁）顯示出這之間的對話是如何發生的。

首先，能量流過這四個泉源（原始衝動）。當流動往特定方向流向目標時，就成了欲望。然後，從欲望和欲望目標之間的互動與連結，情緒就產生了。舉例來說，我們對食物產生衝動。有很多食物可以選擇，但我們只想吃特定的東西，如櫻桃派。想吃（飢餓）的衝動，現在被帶向特定的

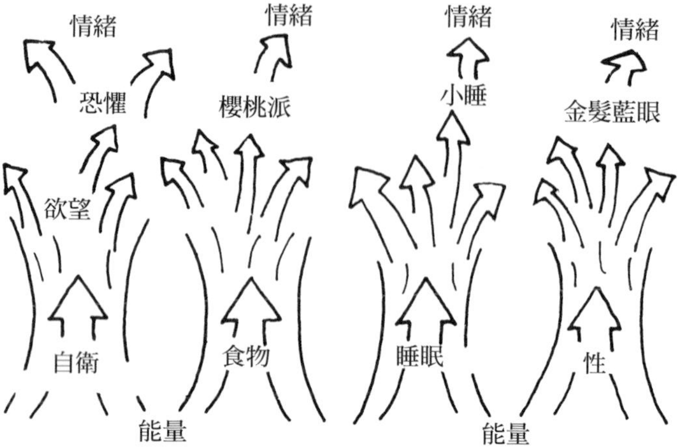


**圖 8-1：原始衝動、欲望與情緒之間的關係**

目標；我們想吃櫻桃派，即使它不提供滋養。想吃是我們唯一的原因。

當這個管道變得更深（隨著欲望與目標之間的關係變得強大），我們對該目標就愈發執著，直到我們依賴該目標來滿足欲望。到此，強烈的習慣就被以欲望的程度制約進入我們的人格中。也就是說，對欲望目標的依賴性造成了情緒。就如斯瓦米·拉瑪和斯瓦米·阿嘉亞（Swami Ajaya）在《情緒到開悟》（*Emotion to Enlightenment*）一書中清楚說明的：「在尋求取得及保有欲望目標的過程中，我們變得情緒化。因此，欲望是所有情緒之母。」事實上，情緒的平衡總是與一個人和外在世界的關係相關。沒有一種情緒只有單一內在來源，它們總是產生自一個人與其欲望目標或人之間的關係中。

這個原則在人們不愉快或痛苦時也會運作，我們發展出厭惡而不是受其吸引的習慣。不是去欲求某個特定的目標或經驗，我們的欲望是去避開。

情緒給我們帶來了問題，而負面情緒來自欲望未受滿足或受到阻礙、威脅。例如，當某人或某事妨礙我們取得欲望，或威脅要拿走我們的欲望目標時，我們就變得憤怒。因為這傷害到我們的平衡，便使我們受壓力所苦。就算我們表達出憤怒以緩解部分的壓力，但傷害已經開始了。現在最好能做到的，就是盡快將憤怒消除掉。

恐懼是另一種負面情緒，是自衛衝動的產物，也是主要的壓力來源。當我們覺得自己的存在、自我價值或完整性，依賴於外在目標，而我們預期失去該目標或無法取得自認為需要的目標時，就會感到恐懼。如《情緒到開悟》的作者們所指出的，「沒有依賴的習慣，就沒有恐懼。」其他的負面情緒是嫉妒（或羨慕）、貪婪、沮喪和驕傲[1]，全部都與執著或認同我們的欲望目標相關。這些情緒在這份倚賴受到威脅或干擾時產生。它們需要透過喜悅和痛苦來制約，因此會形成很強烈的習慣。

混亂也會是欲望受到滿足所產生的結果。比方說，吃櫻桃派會滿足欲望，但這會造成混亂是因為派中充滿了精製糖。這會造成消化過程的失衡，接著導致壓力。貪婪是另一種負面情緒，產生自我們已擁有的欲望目標物，但「擁有」只是更加餵養了欲望。事實上，我們必須認知的主要困難點之一，是透過滿足欲望，我們會將舞台安排好以在未來再度啟動。因此，我們務必要對欲望所產生的結果變得敏感。

現代心理學把焦點放在情緒上，但情緒不是困難點的真正所在。如果我們要從壓力中解脫，情緒能量來源的四大基本衝動，就需要受到調節。要做到這點，我們必須開始分辨情緒（如憤怒或恐懼）及其背後的情緒力

[1] 原書注：欲讀更多此主題的完整說明，請參閱斯瓦米・拉瑪與斯瓦米・阿嘉亞所著之《情緒到開悟》（Honesdale；The Himalayan Institute, 1976）

量。換句話說，透過控制及調節情緒力量（原始衝動），才能讓人從壓力中解脫。這股力量可以被導向破壞性或建設性。如果情緒力量被導向破壞性，我們就會受到負面情緒和相關疾病所苦。如果是導向建設性，情緒力量就能順暢流動，滿足原始衝動，並帶來健康、有創意的生活。

我們可以透過調節四大原始衝動的表現，來調節這四大衝動。例如，自衛的衝動不僅限於保護個人的身體存在，也會延伸到任何在情緒上重要或攸關自我感（sense-of-I-ness）的部分，包括我們的人格、身體、工作、家庭或社會地位。當這個衝動不受調節時，便會以自我吹噓和自私表現出來，因為我們將重要性加在所有的人、物和經驗上，以便有安全感，感到重要、滿足或快樂。接著，我們便將幸福倚賴在這些外在物質上，而當這些物質受到威脅時，這個世界就充滿了恐懼。（如果你仔細想想，就會看到「自私」這個自尊需求的強化，是直接與恐懼相關的。）不過，透過冥想以及無私（self-less-ness）的練習，我們知道幸福是存在於內在的；而當內在安全感增強後，我們就能夠釋放掉對外在事物的倚賴。如此一來，不管外在世界的事物如何來來去去，我們仍舊能保持安全感和平衡。

對食物的原始衝動，同樣必須受到調節與控制。如第5章中所描述的，消化系統的混亂會導致許多其他功能的混亂。經由調節攝取食物的「吃什麼，何時吃，怎麼吃」，我們可以在適當的時間，以適當的方式吃下營養且有幫助的食物，來滿足這個原始衝動。這樣一來，與攝取食物相關的問題（如強迫進食、消化不良及肥胖），及與其相關的情緒干擾（如罪惡感、恐懼及自我憎恨），都會受到控制。實踐良好的飲食習慣會帶來對健康食品的欲望，將衝動導向建設性的方向。

我們同時也該實踐良好的睡眠習慣。多數人都有受干擾的睡眠，而壓力也潛伏在此之下。從我們「下床下錯邊（起床氣）」，或體驗到失眠所造成的混亂，就可以明顯看出來。此外，睡眠以非常微妙的方式與我們的情緒相連。比方說，我們的夢境不只會反映出我們無意識的欲望和情緒，也會強化這些欲望與情緒。再者，受干擾的睡眠妨礙了必要的甦醒過程，阻礙身體取得經由休息而來的完整助益。因此，我們開始學習及調節在睡眠中所發生的無意識活動，是很重要的。

你必須要調節睡眠習慣並訓練自己適當的睡眠，才能做到前述的事。飲食、運動、呼吸練習和冥想都是可以使用的方法。例如，睡眠練習（如第6章所述）會使無意識安靜下來，提供深度平和的睡眠，並調節其本質。你會發現花在睡眠上的時間減少但品質上升了。睡眠真正喚醒了活力，這是開發擺脫壓力能力的重要元素。

第四個也是最後一個原始衝動，性，和其他三項不同。因為性對我們個人的生存不具必要性。更重要的是，因為它是如此愉悅，因此會培養出人對它的強大依附性。此外，它也與另一個人的需求和心情相關，其完整的表達是無法被預料的。因此，「性」這個領域是產生負面情緒的沃土，如嫉妒、貪婪、憤怒與恐懼。任何治療師都會跟你說，性衝突是現代社會最普遍的情緒障礙。

在此衝動上的自我調節，需要同時調節性活動的心理和生理兩方面，而這可以透過自行限制性活動的頻率，以及發展穩定的伴侶關係來完成。這不是根據道德觀點而來的，而是實際認知到此欲望是透過每次重複的活動，以及增加欲望目標的數量，而受到強化。焦慮的產生來自其結果（是否能擁有欲望目標）是無法被預料的。因此，若要控制強而有力的性衝動，就必須要有意識地將性表現的時間／次數與地點固定下來，與選定的伴侶來進行。在開始轉換對舊有行為模式的依附性時，你對這股能量流動表現的控制力，就同時增強了。

練習哈達瑜伽有助於將這股能量的流動，從帶來麻煩的欲望，導向身體活動更一般的表現方式，並參與我們身邊的世界。同時，呼吸練習和冥想則能幫助維持心靈的平靜，並讓自我覺知更加增進。這些全都可以協助發展控制力。性衝動因此成了創意工作、充滿愛的關係和拓展意識層上，極為重要的盟友。

如果我們要有創意地運用情緒力量及免於疾病，自我調節這四種原始衝動就很必要。調節不是指壓抑或抑制；壓抑或抑制只會造成負面情緒狀態及失衡。自我調節指的是有意識地將能量流導向適當的運用和目標，收回我們對欲望目標的依附。

自我調節需要自我覺知，而自我覺知也需要自我調節。若沒有任一方，另一方就無法成功。未受自我調節的自我覺知，就降格成自私，特徵是自我沉溺及受限的人格成長。沒有自我覺知的自我調節，會造成刻板的狂熱，帶來更多的壓抑和抑制，以及破壞性的情緒爆發。不過，當我們將兩者合併，就可以開始解放那些發展自無知、幾乎總是造成壓力的習慣。然後逐漸地，我們開始放掉對欲望目標的依附性，消除造成失衡的負面情緒力量。

不過，並非所有欲望都來自這四大衝動，所有的情緒也不都是負面的。瑜伽科學指出另一種不是來自原始衝動的欲望，那就是對更高知識的欲望。這個欲望根植在人的精神本質中，帶領人探索外在宇宙及內在實相；此欲望是如此強烈，甚至連原始衝動都在其控制之下。

對更高知識的欲望，能帶來愛、喜悅和平和的正面情緒。「愛」的工具是無私，我們所說的並非那種對於能滿足自己需求的人所感受到的愛。而是相反的，這種愛是擴張自己，以無私的行為、言語及思考而朝向外的流動。它不尋求獎賞與回報，因此免於依附和依賴。愈能在日常生活中練習無私，就愈能得到自由。

「喜悅」是第二個正面情緒，是我們對愛的體驗，對於保持生命內在與外在的和諧是很重要的。笑聲是喜悅的工具，或許是人在壓力管理上最好的技巧之一；當喜悅以笑聲表達時，是照亮我們生命之路的光。喜悅培育自尋求他人的快樂，從來不是來自尋求自己的快樂。它也可以在不帶虛偽或歉意地做自己的經驗中尋得。如此一來，自我覺知（及其雙生子，自我調節）的實踐，就帶來喜悅的體驗，而那些真正喜悅的人也就從受苦中解脫了。

最後一個正面情緒「平和」，是完全接納自己的展現。這不是被動或冷漠，而是一種寧靜的狀態，表現出平衡的心靈。人不受世上的事件或目標起伏轉變的干擾，而仍能充分享受及運用這些事件與目標。此平和的特質不是從世上退縮，而是完全有技巧地參與其中。平和的心靈瞭解生命的絕對完整性，因此能參與其中。冥想是平和的工具。

對更高知識的欲望及伴隨的正面情緒，是從壓力解脫的過程中非常有力的援助，因為我們畢竟是自己受苦的來源。所以，我們必須要自己去消除。只有我們才具備力量去轉換這些會造成壓力的行為、感受及感覺習慣。它們不是明天就會發生的，也不會神奇地立刻轉變。「從壓力中解脫」是有技巧地過生活的結果，而就像任何一種技巧都需要經過一段時間與訓練一樣，學會有技巧的生活需要有耐性的自我訓練。

## 自我訓練：知識之路

有兩種類別廣泛的訓練——外在的和自我的。第一種是根據從他人而來的建議和資訊，由外在施加紀律。這類的訓練能建立習慣，但不會讓人建立那種以直接的內在經驗和個人對此經驗的評價為基礎的習慣。其結果是導致「無知」或「盲目」的心靈，因為這種方式不需要全面地認識我們所學習的東西。在外在訓練中，一個人被要求只去接受、相信，或進行特定方式的行為。不管其用意有多好，外在訓練帶來的是覺知的收縮、倚賴和內在衝突。

我們可以從外在訓練得到資訊，也可以因為這些資訊而形成習慣，但這些都不是來自直接經驗的知識，因此人無法真正有自信。而缺乏自信，就會猶豫不決。猶豫不決則會造成衝突和壓力。然後當我們的心靈分離、習慣充滿衝突時，就會做出不想做的事，而很少去做想做的事。這成了內在衝突，分化我們的意願，我們也就無法保持在平衡狀態中。另一個說明這點方式是，每個人都想享受生命，但很少人能發展這麼做的能力。我們的心靈太過分散，覺知過度侷限在接受的建議上，意志力太過軟弱。

另一方面，自我訓練是依據個人覺知的擴張，以及帶領或引導覺知的能力。在自我訓練中，一個人不接受建議（別人的經驗）做為決定的依據。而是透過引導和檢視自己的經驗，來尋求發掘自己的內在實相。最後，由此取得自信，發展意志力，有分辨的能力，也能夠在思考、言語及行為中貫徹自己的決定。自我訓練包括了從自我研究到放鬆以調節四大原始衝動等，生命中的各個方面。

這兩種訓練的明確範例，是兩種放鬆方式。外在的放鬆訓練使用建議及自我暗示（autosuggestion），通常是以影像的形式來製造出放鬆狀態。心理學家、精神科醫師和其他治療師通常會使用這個方法，但此方法的影響程度有限。自我訓練則使用攤屍式（大休息式）、橫膈膜式呼吸，以及觀察均勻流動的順暢呼吸（無抖動、停頓、淺或有聲音）。一個人的覺知是被帶往身體內的活動，而這將帶來覺知的擴張及更大的控制。一個人可以很容易就看出依據建議而來的放鬆，以及依據橫膈膜式呼吸和受引導的覺知的放鬆，這兩者之間的差異。前者只導向放鬆的狀態，而後者則導向內在知識與平衡的狀態，以及更深層的放鬆。

自我訓練的目的，是從認識自我和自我控制中開發自信。這會增進我們有意識地帶領心靈、言語和行為的能力，因為當我們不再因猶豫不決而製造內在衝突時，就能控制並帶領情緒的能量流達到平衡。免於壓力的心靈是寧靜的心靈，這是在生命中成功的根據；因為如果有了寧靜的心靈，那些可能被壓力消耗的能量，就可以被用在取得更深的知識和開發創造的能力上。

要從壓力中發展出完全的自由，我們還需要檢視一個領域，那就是我們的態度，因為態度在日常生活中扮演著主要角色。正面的態度是良好健康的必要先決條件，而負面被動的態度則是許多心身疾病的源頭。在自我訓練上有三種正面態度是必要的。事實上可能有超過三種以上（你可以自己加上去），但它們都不是絕對的規範，而是實際的導引。

## 自我負責

首先你必須認知，你是唯一一個要對自己和自己的世界負責的人。這

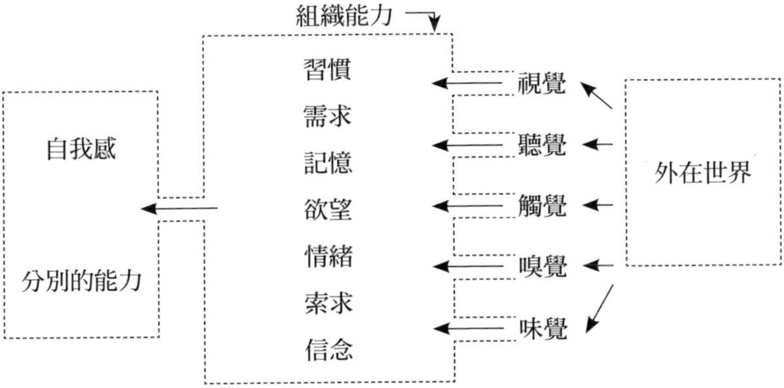


**圖 8-2：受心靈內容形成的類別與概念**

不表示你創造了世界，或世界只是你想像的虛構。它的意思是，不管是有意識或無意識，你就是那個為自己這個世界的意義、事件、物質和人，下定義和指派自己的人。你所接受的，是你自己內在實相的責任：你的思考、感覺、生理過程和行為。

在我們審視自己知覺過程的本質時，接受這份責任的必要性就會更加明確。我們在第3章討論了如何組織所有接收到的感覺資訊，並將之分類。但我們不是與原始的感覺資訊產生關係，而是與資訊的組織。我們可以將心靈的組織能力比喻成大型篩選機制。

圖8-2（三三一頁）將這個過程以簡化的圖示表達。如你所見，從外在世界而來的資訊，被帶著先通過感覺能力，再到組織能力中，並被分組成有意義的類別、概念和關係。此外，證據顯示我們甚至會安排自己的感官從外在世界選擇資訊。如此一來，原始資訊被過濾、組織，然後被呈現給自我的感覺或人格，以及分辨的能力上。只有在那時，我們才會與之產生關係，並決定如何處理。

不管我們如何研究外在世界，如果不知道篩選機制是如何進行的，就無法瞭解我們對世界的反應。也就是說，只有接受「我們組織自己的心靈」的事實，並開始直接研究篩選機制（透過內在專注與冥想）後，才有希望能真正瞭解為何自己會有如此的行為、思考和感受。只要我們逃避這份責任，為自己的感受、思考和行為而責怪他人（或事件），就無法對造成壓力、恐懼和疾病的習慣及模式，獲得必要的知識（及控制）。

## 自我接納

自我接納不表示拍拍背說「不管怎樣我都很好」的態度，也不是本位的利己主義。自我接納是清楚看到自己的所有面向，認出這些面向的整體基礎能力。自我接納同時會將錯誤和失敗視為學習與成長的機會，而不是自我懲罰的棍棒。它也是實際認識一個人的固有價值，絕不會被區區的愚蠢所改變。身為人類，我們都會犯錯。成熟的本質是運用錯誤做為學習機會的能力，而不是將之視為絆腳石。

我們譴責自己的程度，會造成不必要的受苦。我們譴責自己的程度，同時也譴責了他人。自我接納會導向接納他人。《聖經》十誡中所說的「愛鄰若己」，在一定程度上是對現實的正確描述。也就是，你只有在能夠愛你自己時才能愛他人。這不代表你是本位主義者並自私地只關注你的人格，而是說，你對於我們所承繼的整體意識有著深而恆久的尊重。

自我接納和自我負責是非常實際的。例如，我們多數人的焦點都放在自身的部分事實上。也就是說，我們傾向於只看到能滿足自己情緒需求或當下情境的部分。當一個人感到絕望或「情緒低落」時，很容易就集中在負面。那時，我們只會看到自己的錯誤，小小的過失和愚蠢。當然這種「內在專注」的結果是持續的受苦和沮喪。或許我們做了很棒的事，然後就因本位主義而犯了大頭症。這兩種態度都是依據片面的瞭解，對我們自身實相不完整的覺知。

要取得對內在實相的完整覺知，需要我們開始以平靜、超然的方式，從中立的觀點來看待自己，觀察人格，以及我們心靈及身體的運作。如此一來，我們的分辨能力會更敏銳，可以不帶評判地看清因果關係。

你可能會問：「為何不帶評判？」答案是，「評判」意謂著將對或錯、好或壞的價值加諸在因果關係上，而這就會帶來情緒的參與。若要清楚知道我們內在的機能，就必須要直接去體驗，而不是用我們的情緒和防禦機制去進行干預。這能讓我們學會轉換那些被決定為毫無幫助的內在過程。如果使用的是評判（judgment），而不是分辨（discriminate），心靈中細微因果關係的直接經驗知識，會被我們情緒所依附的「好」或「壞」結果給模糊掉。很可能那時我們的評判是錯誤的，因為它們來自不正確的資訊。

另一方面，自我接納讓我們得以知道及直接體驗到我們自身的事實。這份知識的這個實際結果，早在數千年前就以很多方法說明過的。在西方世界中是反映在《聖經》語句中，「真理必定使你們自由。」（The truth shall set you free.）在東方世界則是反映在《吠陀》語句，「知識帶來解脫。」（Knowledge is that which liberates.）

## 保持懷疑的好奇心

在學習關於自己的知識時，最有幫助的態度是懷疑的好奇心。好奇心是必要的，但如果只受表淺分析的餵養，那麼你超然且冷靜地分辨及觀察心靈的能力，就會受到非常大的阻礙。對心靈呈現給你的答案，需要抱著少許的懷疑。要記得你的目的不是找出答案，而只是觀察，這才有助於內在轉化與成長的中立演化過程。但直接經驗知識不需要你的心靈去分析，只需要你覺察到心靈那個時候在做什麼。不需要去感覺什麼應該怎樣。

這三種態度：自我負責、自我接納與保持懷疑的好奇心，是從壓力中解脫的整體要素。幸運的是，它們可以透過練習冥想來發展與加強。所以，當它們在你的自我訓練計畫中大幅地幫助你時，自我訓練的技巧也會同時強化了態度。

## 踏出第一步

現在你已經有了基本資訊，可以設定你自己的訓練計畫。畢竟要從壓力中解脫，需要你真正地進行必要的呼吸、放鬆和身體運動，以及練習專注與冥想。人的整體都需要受到訓練，而不只是孤立出某部分來訓練。至此，當你在建立自己的計畫時，需記得幾點：

### 1 從練習橫膈膜式呼吸開始

適當地調節呼吸，是壓力管理上主要的重點。事實上，要消除身體激發的程度，就需要進行橫膈膜式呼吸。如果你的呼吸頻率是「正常的」（介於每分鐘十六到二十次呼吸），那麼你肯定正在受壓力之苦。

至少每天三次，花五到十分鐘時間練習專注在橫膈膜式呼吸上。這會重新設定讓橫膈膜式呼吸成為你的習慣模式，也會減少積在體內的壓力，開始將心靈準備好來做專注練習。

### 2 溫和地開始自我訓練計畫

別期望自己馬上全力以赴，每天花一或兩個小時開始進行計畫。這樣你很快就會厭倦這種表淺的紀律，不久就會決定停止。最成功的計畫是那些慢慢有系統建立起來的計畫。先決定出在不影響到每日必要工作下，可以花多少時間來進行。接著確定你會根據進度每天做練習。

當一種練習，或一段練習成了習慣之後（每日行程規律的一部分），再加入更多。舉例來說，當你習慣於每天早上花五到十分鐘練習橫膈膜式呼吸後，再加入五分鐘專注在呼吸覺知上的練習（專注在鼻孔開口的呼吸感覺）。接著，慢慢依能力拉長專注的時間長度。有時如果你覺得無法專注，就單純練習呼吸，但不要在這段為練習所保留的時間中做其他事。

同樣的時間表設定方式也應該運用在你的身體運動上。如果一開始是做五分鐘的伸展，當這五分鐘已成為常規後，就逐漸拉長練習時間及增加練習量。自律是逐漸建立你想要的習慣的方式。但不該成為自我懲罰。避免突然戲劇性的改變，因為這最常造成抗拒與問題。研究自己，學會去認識你的需求，並逐步形成你的行為，以便有系統且規律地滿足這些需求。

## 3 要一致

如果你一天只做五分鐘的橫膈膜式呼吸，就每天都做。一致的練習能發展出技術。你愈有系統性，進步就會愈大。每天設定一段特定時間來練習，絕對會有幫助。這就會養成習慣。同時你也會發現每天的這個時間成了誘發放鬆和平靜狀態的刺激物。同樣地，如果你選定特定的房間或位置來做練習，這個房間和位置就會與放鬆產生關聯，進而加深你的練習。依照此脈絡，重要的是該位置要安靜、乾淨和通風。不要期望自己可以在公司的自助餐廳裡練習，而得到內在專注和放鬆的技術。

## 4 在自己的能力範圍內進行

你的目標是增進覺知，而不是特定的狀態或運動。學會讓自己的專注力流動，而不是受到強迫（強迫的放鬆或專注，只會造成緊繃）。如果你是在趕時間或打算破紀錄，只會造成更多的緊繃。記得自己現在只是於當下試著發掘關於自己的實相，而不是要成為什麼事的專家。在自己獨特的能力範圍內，進行持續且有系統的練習，你就可以擴展那份能力。

## 5 要有耐性

容許這個過程花一段時間才能產生結果。要溫柔地對待自己，相信你自己天生在成長上的能力。樹、花、植物和動物都會逐漸成長，以完成他們天生的潛能。你擁有相同的能力。當你企圖架構自己，而不是讓天生的能力以其本質及必然的方式展開時，就會產生緊繃。所以，你要學著相信自己。這可以幫助你成長，同時帶來最少量的壓力。首要的是，知道你的計畫是非常實際可行的。每次你練習時，就是一段進入覺知與寧靜的短暫旅程，所以好好地充分享受你所做的吧。如此一來，你也會學著享受世界上的物質，但不會陷入依賴該物質的迷失當中。

## 可行的計畫

以下是一個可行的自我訓練計畫。這只是用來引導你的概括內容，你自己必須根據自己的日程、需求及目標，來設定只屬於自己的計畫。我們每個人都會找到和別人不同的，更方便自己、更適合自己的技術和時間來練習。一般來說，清晨是最好的專注練習時間。那時身體已經休息好了，心靈也恢復了相當的活力，不會因為一整天的活動哼哼唉唉的。自己做實驗來確定。別害怕要花一個月嘗試一種技術，來看會發生什麼結果。技術愈精密，改變就會愈深層也愈細微。

強烈建議你找一位合格的冥想老師，最好是一位已在呼吸及冥想技巧上訓練多年的老師。儘管本書給了你足夠的資訊來開始練習，但冥想本身應該是要直接向好的老師學習。在選擇老師時，檢視這位老師的訓練和經驗，還有他的學生（如《聖經》所說，「從他們的果子就可以認出他們」，絕對適用在這個狀況）。這位老師應該同時會鼓舞人心，並展示一定程度的自我覺知和自我控制。

## 放鬆／冥想技巧日常練習時間建議

・早晨：

1. 五分鐘橫膈膜式呼吸（可在一清醒時就立刻進行）。
2. 淋浴或盆浴：放鬆肌肉，清理心靈。
3. 五分鐘伸展運動。
4. 五至十分鐘拜日式：從二或三回合開始，在每週的練習中逐漸增加回合數，直到可以做到十二或更多回合。
5. 十分鐘呼吸覺知：逐漸增加到二十分鐘。

・日間：

1. 五分鐘的二比一橫膈膜式呼吸。
2. 在可能範圍內經常演練呼吸覺知。

3. 在早上和下午各花十分鐘做放鬆練習；你會對它在澄清思考上的幫助感到驚訝。

・**下班後：**

1. 放鬆練習：這是清理心靈及與工作相關的緊繃的最佳時間。
2. 呼吸覺知：十分鐘，逐漸增加到十五或二十分鐘。

・**晚間：**

1. 五分鐘橫膈膜式呼吸（可於睡覺前在床邊進行）。
2. 呼吸覺知：這個練習每天最少做一次。花二十分鐘專注在呼吸上，等於是花六十分鐘在放鬆練習上。

一天當中可盡量練習呼吸覺知技術，這會逐漸增進你保持平靜放鬆的能力。

這份日程表只是一個指導。你應該發展自己的日程表，慢慢地增加花在專注／冥想練習上的時間。關鍵在於堅持不懈！

## 超越壓力管理

在壓力的各類來源中，「恐懼」可能是最大的一種。它是「意志殺手」，會削弱我們，妨礙我們的創意，並因此破壞我們人類的潛能。不過，當開始客觀地審視我們的恐懼時，就會開始發掘那一份我們只有模糊概念和曾經夢到過的、未經接觸的生命能力。就像藏在波濤洶湧的湖水最深層的平靜一般，我們真正的潛能隱藏在嘈雜又憤怒的恐懼之下。

毫不意外地，使用在消除恐懼上的工具，會引導我們直接有意識地體驗真實的自我。因為從壓力中解脫，實際上來說，就是從恐懼中解脫。瑜伽在數千年前就已經知道這件事。所以，經由開始調節你的呼吸，以及開發內在專注的力量與冥想，你就往充分運用內在潛能的旅途上，踏出了第一步。每一步不論多小，都會帶來更廣大的知識，也會增進你那過著完整和富足生命的能力。換句話說，恐懼讓我們只是以半個人的方式存活。要成為完整的全人，就是要發現內在的祥和，並使用我們完整的能力來活著。

不要只滿足於一點點的放鬆，或是更健康一點的心血管系統。你會擁有這些還有更多。直接體驗你的本質。鎮靜身體，然後透過自我訓練平靜心靈。不要讓身體或心靈的動作，干擾了你內在感知的清晰。冥想會帶你去完成最有意義的問題：「我是誰？」

不過，很重要的是要再記得，我們說過冥想不是宗教儀式。它們不該被弄混。冥想是從所有層面瞭解人類本質的實際技巧，而這是我們所能做的最重要的事。所有文化的偉大智者們都曾經是很實際的男女，透過冥想尋找及發現那些從恐懼和受苦中解脫的真實又持久的方法。他們的發現可從許多種語言、宗教、文化中找到。古希臘劇作家索福克勒斯（Sophocles）說：「認識你自己！」（Know Thyself.）；猶太傳統說：「要安靜，當知道我是神。」（Be still and know that I am God.）；吠檀多傳承的「我即那」（That I am.）。每種文化都以同樣方式表達出一個偉大真相。

這就是我們的傳承。這可以是我們的成就。沒有比從壓力中解脫更為實際的了。沒有比直接和喜悅的內在自我體驗更有力的了，而發掘的方法一直都在。如T. S. 艾略特（T. S. Eliot）在他最後及最偉大的作品《四首四重奏》（*The Four Quartets*）中最後所寫的：

我們不會停止探索
而所有探索的終點
都是到達我們出發之處
像第一次般認識這個起點

We shall not cease from exploration
And the end of all our exploration
Will be to arrive where we started
And know the place for the first time

# 參考書目


Ajaya, Swami. *Yoga Psychology*. Honesdale, PA: The Himalayan Institute,1976.

Arya, Usharbudh. *Philosophy of Hatha Yoga* . Honesdale, PA: The Himalayan Institute, 1977.

——*Superconscious Meditation*. Honesdale, PA: The Himalayan Institute,1978.

Averill, J ., E. Olbrich and R. Lazarus. "Personality Correlates of Differential Responsiveness to Direct and Vicarious Threats." *Journal of Personality and Social Psychology,* 1972, 25-29.

Ballentine, Rudolph. *Diet and Nutrition*. Honesdale, PA: The Himalayan Institute, 1978.

Barber, T. V. *LSD, Marihuana, Yoga and Hypnosis*. Chicago: Aldine, 1971.

Benson, Herbert. *The Relaxation Response*. New York: Avon Books, 1976.

Brown, Barbara. *Supermind*. New York: Harper and Row, 1980.

——*Stress and the Art of Biofeedback*. New York: Harper and Row, 1977.

Clarke, John. "Characterization of the Resting Breath Pattern." *Research Bulletin of the Himalayan International Institute,* Fall, 1979, 7-9 .

Cottle , Maurice. "Rhinomanometry: Clinical Application in Family and Rhinologic Practice." *Seminar Manual: American Rhinologic Society* , 1980.

Davidson, Richard J. and Gary E. Schwartz. "The Psychology of Relaxation and Relaxed States: A Multi-process Theory," in *Behavior C antral and Modifications of Physiological Activity*. Englewood Cliffs: Prentice-Hall, 1976, pp. 339-442.

Dychtwald, Ken. *Bodymind*. New York: Pantheon Books, 1977.

Eccles, John C. *Facing Reality*. New York: Springer-Verlag New Ynrk, 1975.

"Emotional Stress : Proceedings of the National Conference on Emotional Stress and Heart Disease." *The journal of the South Carolina Medical Association*, 72, No.2 (February 1976).

Friedman, Meyer and Ray H. Rosenman. *Type A Behavior and Your Heart*. Greenwich: Fawcett, 1974.

Funderburk, James. *Science Studies Yoga*. Honesdale, PA: The Himalayan Institute, 1977.

Galway, W. Timothy. *The Inner Game of Tennis*. New York: Random House, 1974.

Gellhorn, E. and W. F. Kiely. "Mystical States of Consciousness: Neurophysical and Clinical Aspects." *journal of Nervous and Mental Diseases*. 154 (1972), 399-405.

Green , Elmer, Alyce Green and E. Dale Walters. "Voluntary Control of Internal States: Psychological and Physiological." *journal of Transpersonal Psychology* II-l (1970), 1-26.

"Health Costs-What Limit?" *Time*, 28 May, 1979, pp. 60-68.

Holmes, Thomas H. and T. Stephenson Holmes. *How Change Can Make Us Ill*. Chicago: Blue Cross Association, 1974.

Hymes, Alan and Phil Nuernberger. "Breathing Patterns Found in Heart Attack Patients." *Research Bulletin of the Himalayan International Institute*, 2-2 (1980), 10-12.

Illich, Ivan. *Medical Nemesis*. New York: Pantheon Books, 1976.

*Joints and Glands Exercises*. Ed. Rudolph Ballentine. Honesdale, PA: Himalayan Institute, 1978.

Kobasa, S.C. "Stressful Life Events, Personality and Health: An Inquiry into Hardiness." *journal of Personality and Social Psychology*, 1979, 1-11.

Maslow, Abraham. *The Further Reaches of Human Nature*. New York: The Viking Press, 1971.

——*Toward a Psychology of Being*. New York: Van Nostrand, 1962.

*Meditational Therapy*. Ed. Swami Ajaya. Honesdale, PA: Himalayan Institute, 1977.

Merrill-Wolff, Franklin. *Pathways Through to Space*. New York: The Julian Press, 1973.

——*Philosophy of Consciousness without an Object*. New York: The Julian Press, 1973.

Nuernberger, E.P., "The Use of Meditation in the Treatment of Alcoholism." Unpublished Doctoral Dissertation. University of Minnesota, 1977.

Patel, Chandra. "Twelve-Month Follow-up of Yoga and Biofeedback in the Management of Hypertension." *Lancet*, 62 (1975), ii.

——"Yoga and Biofeedback in the Management of Stress in Hyper · tensive Patients." *Clinical Science and Molecular Medicine*, 48 (1975), 171s-174s.

Patel, Chandra and M. Carruthers. " Coronary Risk Factor Reduction through

Biofeedback-Aided Relaxation and Meditation." *Journal of the Royal College of General Practitioners*, 27 (1977), 401-405.

Penfield, Wilder. *The Mystery of the Mind*. Princeton: Princeton University Press, 1975.

Pelletier, Kenneth R. *Mind as Healer, Mind as Slayer*. New York: Delta, 1977.

*Physicians Desk Reference*. Ed. Emily Brogeler et al. Gradell, NJ : Litton, 1970.

Popper, Karl and John Eccles. *The S elf and Its Brain*. New York: Springer-Verlag New York, 1977.

Price, Weston. *Nutrition and Physical Degeneration*. La Mesa, CA: PricePottinger Foundation, 1972.

Rahe, Richard H. "Stress and Strain in Coronary Heart Disease." *Emotional Stress: Proceedings of the National Conference on Emotional Stress and Heart Disease* in *journal of the South Carolina Medical Association*, 72-2 (February 1976).

Rama, Swami. *A Practical Guide to Holistic Health*. Honesdale, PA: The Himalayan Institute, 1980.

——*Lectures on Yoga*. Honesdale, PA: The Himalayan Institute, 1979.

Ram a, Swami, and Swami Ajaya. *Emotion to Enlightenment*. Honesdale, PA : The Himalayan Institute, 1976.

Rama, Swami, Rudolph Ballentine and Alan Hymes. *Science of Breath: A Practical Guide*. Honesdale, PA: The Himalayan Institute, 1979.

Rama, Swami, Rudolph Ballentine and Swami Ajaya. *Yoga and Psychotherapy*.

Honesdale, PA: The Himalayan Institute, 1976.

Seligman, Martin E. P. *Helplessness: On Depression, Development and Death*. San Francisco: W. H. Freeman, 1975.

Samskrti and Veda. *Hatha Yoga Manual I*. Honesdale, PA: The Himalayan Institute, 1977.

Samskrti and Judith Franks. *Hatha Yoga Manual II* . Honesdale, PA: The Himalayan Institute, 1978.

Selye, Hans. *The Stress of Life*. New York: McGraw-Hill, 1976.

——*Stress without Distress*. New York : J. B. Lippincott, 1974.

"The Sleep Apnea Syndrome." *Krock Foundation Series*. Ed. C. Guillemainault and W. C. Dement. New York: Alan R. Liss, Inc. , 1978.

Toffler, Alvin. *Future Shock*. New York: Random House, 1970.

Udupa, K. N. *Disorders of Stress and their Management by Yoga*. Banaras: Banaras Hindu University Press, 1978.

Wallace, R. K. and Herbert Benson. "The Physiology of Meditation." *Scientific American*, 266 (1972), 84-90.

Williams, Roger J. *Nutrition Against Disease*. New York: Bantam, 1973.

BH0042

# 瑜伽減壓療法

## 結合西方神經醫學及東方瑜伽科學，讓你重獲身心平衡與自由

Freedom from Stress：A Holistic Approach

作　　者　菲爾・紐倫博格 博士（Phil Nuernberger Ph.D.）
譯　　者　蕭斐
責任編輯　于芝峰
協力編輯　洪禎璐
內頁排版　宸遠彩藝
封面設計　黃聖文

發 行 人　蘇拾平
總 編 輯　于芝峰
副總編輯　田哲榮
業務發行　王綬晨、邱紹溢
行銷企劃　陳詩婷

出　　版　橡實文化 ACORN Publishing
地址：臺北市 105 松山區復興北路 333 號 11 樓之 4
電話：（02）2718-2001　傳真：（02）2719-1308
網址：www.acornbooks.com.tw
E-mail：acorn@andbooks.com.tw

發　　行　大雁出版基地
地址：臺北市 105 松山區復興北路 333 號 11 樓之 4
電話：（02）2718-2001　傳真：（02）2718-1258
讀者服務信箱：andbooks@andbooks.com.tw
劃撥帳號：19983379　戶名：大雁文化事業股份有限公司

印　　刷　中原造像股份有限公司
初版一刷　2018 年 9 月
初版三刷　2021 年 2 月
定　　價　420 元
I S B N　978-957-9001-73-1



國家圖書館出版品預行編目 (CIP) 資料

瑜伽減壓療法:結合西方神經醫學及東方瑜伽科學，讓你重獲身心平衡與自由／菲爾・紐倫博格（Phil Nuernberger）著；蕭斐譯 . 一初版 . 一臺北市：橡實文化出版：大雁出版基地發行，2018.09
352 面 ;14.8×21 公分
譯自：Freedom from stress

ISBN 978-957-9001-73-1( 平裝 )

1. 瑜伽　2. 壓力

411.15　　107013847



大雁出版基地
www.andbooks.com.tw